DE QUELQUES SYMPTOMES INSOLITES

DE

L'ATAXIE LOCOMOTRICE PROGRESSIVE

Par Émile GAUCH

DOCTEUR EN MÉDECINE

MONTPELLIER

TYPOGRAPHIE ET LITHOGRAPHIE BOEHM ET FILS

ÉDITEURS DU MONTPELLIER MÉDICAL

IMPRIMEURS DE LA GAZETTE HEBDOMADAIRE DES SCIENCES MÉDICALES

1884

DE QUELQUES SYMPTOMES INSOLITES

DE

L'ATAXIE LOCOMOTRICE PROGRESSIVE

Par Émile GAUCH

DOCTEUR EN MÉDECINE

MONTPELLIER

TYPOGRAPHIE ET LITHOGRAPHIE BOEHM ET FILS

ÉDITEURS DU MONTPELLIER MÉDICAL

IMPRIMEURS DE LA GAZETTE HEBDOMADAIRE DES SCIENCES MÉDICALES

1884

A LA MÉMOIRE DE MON PÈRE

Regrets éternels.

A MA MÈRE

E. GAUCH.

A MON PRÉSIDENT DE THÈSE

Monsieur le Professeur GRASSET

A Monsieur le Professeur Agrégé HAMELIN

Chargé de la Clinique des Vieillards.

MEIS ET AMICIS

E. GAUCH.

INTRODUCTION

La présence, dans les salles de l'Hôpital-Général de Montpellier, de quatre ataxiques présentant un tableau symptomatologique entièrement différent, l'existence chez ces malades de troubles rares dans cette affection, nous ont inspiré l'idée de faire de l'étude de ces phénomènes le sujet de notre Thèse inaugurale.

Parmi les symptômes qui ont attiré notre attention, les crises laryngées, la persistance de la spermatorrhée, les douleurs presque continues pendant de longues années chez deux de ces malades, l'absence presque complète de ces mêmes douleurs chez les deux autres, nous ont paru surtout dignes d'intérêt. Mais ce qui nous paraît mériter le plus d'attention, ce sont deux symptômes que l'on observe rarement : les ecchymoses tabétiques et les hémorrhagies diverses (épistaxis, hématuries, vomissements de sang, perte de sang par le rectum), que l'un de nos ataxiques a présentés à plusieurs reprises, au moment des crises les plus douloureuses.

A l'exception de Vulpian, aucun auteur classique ne fait mention des deux derniers symptômes. Quant aux trois premiers, personne n'a insisté d'une façon particulière, si ce n'est Trousseau pour la spermatorrhée. C'est la principale raison qui nous a déterminé à les étudier et à réunir les divers matériaux publiés sur ce sujet.

Cette étude était certainement intéressante ; mais elle aurait exigé de notre part une plus grande compétence et une plus longue expérience.

Nous avons divisé ce travail en quatre chapitres.

1° Crises laryngées.

2° Spermatorrhée

2

3° Troubles vaso-moteurs (ecchymoses tabétiques et hémorrhagies diverses).

4° Douleurs (persistance ou absence presque complète).

M. le professeur Grasset a bien voulu nous éclairer de ses conseils et nous donner quelques renseignements bibliographiques : nous ne saurions trop l'en remercier.

Nous remercions bien sincèrement M. le professeur agrégé Hamelin de l'amabilité avec laquelle il nous a permis de puiser à son enseignement, et de l'empressement qu'il a mis à nous communiquer des matériaux précieux qui ont singulièrement simplifié notre tâche.

Adressons, en terminant, à notre ami le docteur Sarda, chef de clinique à l'Hôpital-Général, l'expression de notre gratitude pour la bienveillance qu'il n'a cessé de nous prodiguer au cours de nos recherches : c'est grâce à ses conseils éclairés que nous avons pu essayer de mener à bonne fin un travail que nous n'aurions pas osé entreprendre sans son précieux concours.

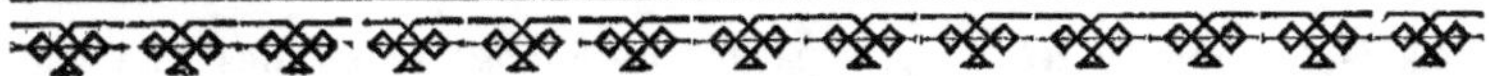

DE QUELQUES SYMPTOMES INSOLITES

DE

L'ATAXIE LOCOMOTRICE PROGRESSIVE

CHAPITRE PREMIER.

Crises laryngées.

On donne ce nom à un assez grand nombre de symptômes qui dans le cours de l'ataxie se manifestent du côté du larynx ou de l'arrière-gorge. Ainsi qu'on le verra par les observations qui suivent, ils se présentent sous des formes très variées. Tantôt ils consistent, et c'est ce qui arrive le plus souvent, en accès de toux par quintes, rauque, convulsive, comme dans la coqueluche ; tantôt la déglutition est gênée, ou bien le voile du palais est paralysé, et les aliments sont rejetés par les fosses nasales. Chez les uns, les symptômes ont une gravité exceptionnelle ; chez les autres, ils sont très bénins, comme chez le malade qui fait l'objet de notre Observation personnelle.

L'étude des troubles laryngés remonte très loin. La première observation que nous possédons est de Cruveilhier; elle se trouve dans le deuxième Mémoire de M. Bourdon (1862).

PREMIÈRE OBSERVATION (CRUVEILHIER).

La nommée Grayer, âgée de 54 ans, entrée à la Salpêtrière en 1825. Au début, en 1818, engourdissements dans les pieds et dans les jambes, éclairs de douleurs très vives séparés par de longs intervalles. La malade pouvait encore marcher, mais sa marche était incertaine ; elle s'en allait de çà de là, tombait souvent dans la rue. Dans le principe, elle avait le libre exercice des membres supérieurs ; ils s'engourdirent à leur tour.

Examen à l'entrée.— Les membres inférieurs sont complètement atrophiés ; lorsqu'ils ne sont pas contenus par les couvertures, ils présentent les mouvements les plus irréguliers et les plus violents ; les mêmes contractions spasmodiques involontaires se manifestent lorsqu'on dit à la malade de remuer volontairement les jambes. Les membres supérieurs obéissent mieux à l'empire de la volonté que les inférieurs ; cependant, depuis longtemps, on est obligé d'introduire dans la bouche de la malade son potage et ses boissons. La conversation la fatigue beaucoup, la parole étant promptement entrecoupée, affaiblie, accompagnée de grimaces d'autant plus prononcées que la malade fait plus d'efforts pour maîtriser ses mouvements. Les muscles de la déglutition et de la respiration sont entrepris, comme ceux de la face et du larynx. Les mouvements respiratoires sont faibles, entrecoupés, saccadés.

La sensibilité est très obtuse : la malade a une sensation faible des corps volumineux : elle ne sent nullement les corps ténus, et, pour les saisir ou les maintenir entre les doigts, elle est obligée d'avoir recours à la vue. La veille de sa mort, elle est tombée dans l'assoupissement ; jusque-là, l'intelligence était restée parfaite.

Autopsie.— La moelle était atrophiée et présentait à peu près les deux tiers de son volume ordinaire. Les cordons médians postérieurs étaient transformés en une bande grise, gris jaunâtre et indurée, qui occupe toute la longueur de la moelle ; supérieurement, les cordons transformés s'enfoncent dans l'épaisseur des corps restiformes, se prolongent et cessent au niveau du cervelet.— Les cordons antérieurs et latéraux sont parfaitement sains. Les racines postérieures sont tout à fait atrophiées ; elles sont transparentes, filiformes, et contrastent avec les racines antérieures, qui ont conservé leur volume et leur aspect naturels.

Nous reproduisons ici trois observations de M. le Dr Féréol, tirées d'une note lue à la Société médicale des Hôpitaux dans la séance du 18 décembre 1868. Nous nous contenterons de rapporter de ces trois observations ce qui nous intéresse spécialement.

OBSERVATION II (FÉRÉOL, I).

... Le malade était tourmenté par une toux spasmodique et quinteuse d'une intensité extrême et d'un caractère tout à fait bizarre. Sous l'influence d'un léger courant d'air, du contact d'un corps froid (le marbre d'une cheminée, le bouton de cuivre d'une porte), sous l'impression d'une odeur forte (le soufre d'une allumette enflammée, par exemple), d'un aliment trop chaud ou trop froid ; quelquefois sans cause appréciable, au milieu d'une phrase commencée, d'un sommeil profond, tout d'un coup le malade est pris d'une grosse toux férine, suffocante, d'une quinte à secousses terribles, et se succédant avec la plus grande rapidité, suivies d'inspirations rauques analogues à la reprise de la coqueluche ; le visage s'injecte et devient violet ; les yeux semblent sortis des orbites ; quelquefois, dans la violence de ces crises, l'urine s'échappe involontairement, ainsi que des gaz par l'anus, ou même des matières fécales ; le malade est pris de vertiges, d'éblouissements, et semble près d'étouffer ; il éprouve des douleurs atroces le long de la colonne vertébrale et dans les épaules. Dans le cours de ces crises, le plus souvent l'expectoration est nulle ou insignifiante ; quelquefois il rejette un peu de liquide incolore, filant, salivaire ; d'autres fois, mais plus rarement, les crachats sont muqueux, gris ou jaunâtres, ou il s'y mêle quelques très légers filets de sang. Ces quintes de toux se répètent parfois pendant plusieurs heures de suite, à d'assez courts intervalles; elles sont alors suivies d'un sentiment d'oppression, d'étouffement, avec fatigue extrême ; mais il n'y a jamais, à proprement parler, de dyspnée asthmatique. Souvent la quinte est isolée, passagère : afin de la faire cesser, le malade arrête et suspend sa respiration le plus longtemps qu'il peut, il la reprend ensuite avec beaucoup de précautions et de lenteur; grâce à ce petit stratagème, le malade fait quelquefois avorter une crise ; il reprend alors sa causerie ou son repas interrompu : tout est terminé.

Témoin fréquent de ces crises, j'ai consulté souvent le malade au moment où elles se produisaient, et j'ai toujours été surpris du peu de signes stéthoscopiques qui correspondaient à un appareil symptomatique aussi formidable. Le plus souvent c'était à peine si je percevais quelque sibilance passagère, quelques bulles sous-crépitantes rares et disséminées ; quelquefois même il n'était possible de constater qu'un peu de rudesse bronchique, qui persistait même habituellement en dehors des crises et principalement aux deux sommets. Sauf cela, l'auscultation était parfaitement normale, ainsi que la percussion.

Le fond du pharynx était assez fortement granuleux, rouge et parcouru par de nombreux vaisseaux dilatés.

OBSERVATION III (FÉRÉOL, II).

.... Ce malade présente : 1° de l'incontinence d'urine nocturne et diurne, avec commencement de paralysie vraie des membres inférieurs ; 2° quelques troubles de musculation pouvant être rapportés à l'épilepsie spinale ; 3° enfin une toux spasmodique très analogue à celle du malade précédent, quoique les crises en soient moins fatigantes. Mais, de même que chez mon premier malade, cette toux débute brusquement sous l'impression du plus léger refroidissement, ou plutôt même sans cause appréciable, et alors c'est une succession de secousses rudes, rauques, très rapprochées, qui se continuent jusqu'à ce que le malade perde la respiration ; la figure s'injecte, bleuit; c'est tout à fait comme une quinte de coqueluche; seulement la reprise, l'inspiration sifflante, est moins prolongée ; c'est une sorte de hoquet bref, rauque, strident. L'expectoration est nulle ou insignifiante le plus souvent, et l'examen stéthoscopique ne révèle aucun désordre sérieux; c'est à peine s'il y a un peu de rudesse de la respiration ; habituellement on n'entend ni bulle ni sibilance et la sonorité thoracique est normale ; le malade n'a pas de dyspnée en dehors de ses quintes et, son accès de toux terminé, il reprend ses allures ordinaires, qui sont vives. C'est encore un (ataxique boute-en-train).

Cependant il accuse des douleurs atroces à la suite de ces secousses, principalement dans la tête et dans le côté droit du thorax. Il éprouve même dans ce dernier point un phénomène névralgique tout particulier, qui parfois accompagne la quinte de toux et qui d'autres fois se produit sans elle. A la base du thorax, à droite, au-dessous du mamelon, le malade éprouve tout à coup une douleur d'une acuité extrême et qui le force à se courber en deux et de côté. Il applique alors subitement sa main droite à plat sur le point douloureux, qu'il comprime avec énergie en laissant porter tout le poids du tronc sur sa main ; en même temps il appuie la main gauche sur son front, où, dit-il, il sent retentir sa douleur de côté et qu'il comprime de même. C'est ainsi que tout d'un coup, au milieu d'une conversation, on le voit faire ce double geste et se courber en deux, tantôt en toussant de la façon particulière que je viens d'esquisser, tantôt en gardant le silence ; sa figure se congestionne, se contracte et prend une expression de souffrance indicible. En général cela dure peu, une demi-minute, une, deux minutes au plus. Alors il se redresse, dit qu'il a souffert horriblement, se lamente un instant, puis reprend sa conversation : tout est fini.

Cette sorte de crise névralgique a signalé, dit-il, le début de son mal ; sa toux est venue presque en même temps. Il y a des jours où ces deux symptômes se répètent vingt et trente fois, cinquante même, quelquefois davantage ; le malade m'a fait voir que presque tous ses vêtements sont usés à la place ou il appuie sa main droite chaque fois que la crise éclate ; et en ce point, le thorax présente une déformation très notable ; il y a une rétraction très sensible, comme celle qui suit la résorption d'un épanchement pleurétique ; et le malade n'a jamais eu de pleurésie.

En outre de cette névralgie si bizarre, qui rappelle certains tics épileptiformes, le malade éprouve souvent dans les quatre membres des secousses involontaires tellement fortes qu'il est quelquefois jeté à terre.

OBSERVATION IV (FÉRÉOL III).

...La malade est à demi assise sur son lit, complètement apyrétique, mais rouge, vultueuse, et la peau couverte de sueur ; il est bon de noter que d'ailleurs elle est très grosse, un peu obèse même, et très colorée ; c'est à peu près le même habitus que le malade de ma première Observation, ce qui n'est pas très commun chez les ataxiques. Elle a devant nous plusieurs quintes de toux, et cette toux présente de grandes analogies avec celle des deux précédents malades; elle est rauque, férine, procède par saccades convulsives très rapprochées les unes des autres, et se termine par une inspiration laryngienne sifflante, une sorte de hoquet avec aspiration qui rappelle la reprise de la coqueluche ; la malade dit qu'il lui semble qu'elle a avalé de travers et qu'elle va étouffer; elle devient en effet cyanosée vers la fin de la quinte; elle a des vertiges, des éblouissements, et la peau se couvre de sueur; en même temps une douleur atroce se fait sentir dans le côté droit, au-dessous du sein, et s'étend jusque dans l'épaule et le bras droits ; il semble à la malade que cette douleur siège dans les os. L'expectoration est absolument nulle ; à la percussion, la sonorité thoracique est normale ; à l'auscultation, on trouve quelques râles sibilants, disséminés, rares et brefs, un peu plus nombreux à droite qu'à gauche, et quelques râles sous-crépitants fins, très rares, aux deux bases.

Le jour suivant, la crise continue en s'affaiblissant; la toux est encore rauque, mais le hoquet aspiratif est plus rare et moins bruyant. L'expectoration est nulle ; il n'y a plus, à l'auscultation, qu'un peu de sibilance très faible, et de la résonnance bronchique, sans râles. La douleur de côté est très vive ; apyrexie complète ; il y a eu pendant toute la nuit une diaphorèse abondante. Deux jours après, la toux avait complètement disparu. Cette malade n'a pas eu de crise nouvelle : elle dit qu'il lui est arrivé plusieurs fois d'en avoir de semblables, mais moins fortes cependant, et cela depuis un an et plus.

Des faits analogues ont été signalés dans une observation de Jean. Nous nous contenterons de reproduire le compte rendu qu'en a donné Budin, et que nous trouvons dans le *Progrès médical* (février 1877).

« Cette observation est remarquable à plus d'un titre. Et d'abord, elle montre les symptômes classiques de l'ataxie locomotrice, limités comme cela se rencontre le plus souvent aux membres inférieurs; l'examen, même à l'œil nu, de la moelle a montré que les faisceaux radiculaires postérieurs étaient intéressés seulement à la région dorso-lombaire, tandis qu'à la région cervicale les cordons de Goll seuls étaient envahis par la sclérose, ce qui rentre parfaitement dans les cas observés par Charcot et Pierret.

De plus, cette malade éprouvait une sensation très pénible de chaleur intérieure, sans que pour cela il y eût élévation de la température : cette sensation a été mentionnée par M. Charcot dans la paralysie agitante, mais n'a pas encore été indiquée dans l'ataxie locomotrice.

Ce qui fait surtout l'intérêt de cette observation, ce sont les troubles du larynx et du pharynx. Ces symptômes laryngo-pharyngiens sont identiques à ceux que M. le Dr Féréol a décrits à la Société médicale des Hôpitaux, en 1868.

. . . . Dans le cas actuel, nous trouvons également la propagation de la lésion de la moelle à la partie postérieure du bulbe. Les pyramides postérieures sont petites, atrophiées, très nettement grisâtres ; les corps restiformes sont également indurés. Mais la lésion ne reste pas purement centrale ; l'examen à l'œil nu permet de constater une diminution très manifeste de volume du pneumo-gastrique et du spinal du côté gauche, qui proviennent des régions bulbaires indurées ; ce fait indique nettement que les noyaux d'origine sont lésés, et que nous avons affaire à des troubles analogues aux phénomènes céphaliques étudiés par M. Pierret dans l'ataxie.

La lésion centrale et, par suite, la lésion du nerf qui en est la conséquence, donneraient naissance à la douleur, à la paralysie et à l'incoordination motrice dans la région innervée par le pneumo-gastrique. Ainsi s'expliqueraient, en partie du moins, ces symptômes laryngés, analogues aux douleurs fulgurantes observées dans les membres.»

Dans la Thèse d'Isaza (Paris, 1878), nous trouvons deux observations intéressantes, dont une avec autopsie, qui trouvent ici naturellement leur place.

OBSERVATION V (ISAZA).

C... Pierre, 34 ans, entre le 12 octobre 1878, à l'Hôpital de la Pitié, dans le service de M. le professeur Lasègue.

Syphilis dans les antécédents.

Les accidents ataxiques commencent à se manifester en 1870.

C'est d'abord une diminution de l'acuité visuelle, avec strabisme externe de l'œil droit et la diplopie subséquente. Après neuf mois, la vue est revenue graduellement. Bientôt après, le malade éprouve de violents maux de tête, plus accusés le matin, qui ont continué jusqu'à l'époque actuelle avec très peu d'alternatives. En même temps survient une anesthésie des lèvres.

Pendant l'année 1874, la vue se trouble de nouveau ; il y a strabisme externe et chute de la paupière gauche. Peu de temps après la vue s'éclaircit, mais la déviation oculaire persiste. En 1876, paralysie pendant un mois du voile du palais, caractérisée par le rejet des liquides par les fosses nasales et l'altération de la voix.

C'est à partir de cette époque qu'apparaissent les premières douleurs fulgurantes dans les mollets et dans les cuisses. Depuis trois mois seulement, le malade commence à sentir des faiblesses dans les jambes.

Depuis quarante jours, une nouvelle paralysie du voile du palais vient s'ajouter aux symptômes précédents ; la faiblesse des jambes augmente et le malade se décide à entrer à l'hôpital, où l'on constate, outre les autres symptômes afférents à l'ataxie, la voix nasonnée, le rejet des aliments liquides par les narines ; les piliers gauches sont tendus et la luette déviée à droite.

Vers les premiers jours de ce mois-ci, accès de suffocation la nuit, de courte durée, mais très souvent répétés.

OBSERVATION VI (recueillie par M. le Dr HANOT).

Nous nous dispenserons de rapporter cette observation en entier. Nous

nous contenterons d'indiquer ce qu'elle présente d'intéressant au point de vue des symptômes laryngés.

...Le nommé X..., 45 ans, entre à l'hôpital de la Pitié. Quelques mois après son entrée, le malade se plaint, un matin à la visite, que depuis la veille les liquides qu'il ingère reviennent par le nez.

A l'inspection, le voile du palais est pendant et semble rester immobile au moment de la production des divers sons gutturaux. La sensibilité du voile du palais est notablement émoussée.

Le lendemain, même gêne dans la déglutition des liquides. Le malade accuse des fourmillements, et par instants des douleurs assez vives dans les quatre membres. Il dit qu'à plusieurs reprises la respiration lui a manqué, à tel point qu'il a cru qu'il allait étouffer. L'auscultation du cœur et du poumon ne révèle rien de particulier. Apyrexie.

Pendant trois jours, la situation reste sensiblement la même. La paralysie du voile du palais paraît même plus accusée, la phonation est très imparfaite. Pas de paralysie faciale notable ; tout au plus une certaine lenteur et une certaine maladresse dans les mouvements des lèvres. Parésie des quatre membres.

Les accès de suffocation se sont reproduits à plusieurs reprises. Vers cinq heures du soir, le quatrième jour, le malade se lève brusquement sur son séant ; sa physionomie exprime une angoisse extrême ; il pousse des cris inarticulés, et ses gestes indiquent que l'air lui manque. Il s'agite ainsi pendant quelques instants ; la face se cyanose profondément, puis tout à coup le malheureux retombe inanimé sur son oreiller.

Autopsie. — Sur diverses coupes transversales du bulbe, on remarque que, en plusieurs points, le tissu normal est remplacé par du tissu grisâtre, gélatiniforme. La situation exacte de ces points ne peut être bien déterminée que par l'examen microscopique. Dans le bulbe et la protubérance, point de foyer d'hémorrhagie ou de ramollissement. Le cerveau et le cervelet, examinés avec soin, n'ont offert aucune altération appréciable à l'œil nu.

Point d'altération des méninges encéphaliques.

Nous reproduisons deux observations résumées très succinctement, de Joffroy et Hanot, relatives aux accidents bulbaires aigus, accidents qui ont cédé sous l'influence du traitement : hydrothérapie, courants continus et administration, à l'intérieur, du seigle ergoté dans un cas ; purgatif salin et iodure de potassium dans l'autre.

OBSERVATION VII (JOFFROY).

Premiers symptômes : douleurs ataxiques à forme rhumatoïde ; perversion du goût, bourdonnements d'oreilles. Ces premiers symptômes, qui avaient duré un an, étaient passés inaperçus, lorsque éclatèrent les accidents bulbaires. Accidents bulbaires subits. Paralysie du voile du palais, parésie du pharynx, perversion du goût, anesthésie de la face, de la langue, paralysie faciale. Symptômes confirmatifs de l'ataxie. Perte complète du réflexe tendineux des deux côtés, parésie vésicale, perte de la puissance génitale, plaques d'anesthésie irrégulièrement disséminées sur tout le corps.

Disparition des symptômes bulbaires par le traitement.

OBSERVATION VIII (HANOT).

Surmenage, vertige, perte subite de l'usage des membres inférieurs, paralysie faciale double, parésie de la langue, affaiblissement du goût, surdité incomplète à droite, signes manifestes d'ataxie, amélioration rapide (*Progrès médical*, 30 juillet 1881).

A cause de sa publication récente, nous rapportons l'observation suivante publiée par le professeur Rummo dans la *Medicina contemporanco*, de Naples, avril 1884.

Elle intéresse particulièrement, parce que les crises laryngées ont été un des premiers symptômes de la maladie.

OBSERVATION IX (RUMMO).

M. X..., âgé de 42 ans, de bonne constitution, commença en avril

1881 à éprouver une sensation de pression et de chaleur insolite dans la région frontale, sensation qui cédait à l'application de petits morceaux de glace. En même temps, le malade percevait, au passage des aliments à travers l'œsophage et l'estomac, une sensation de brûlure et de constriction. Ces sensations anormales persistaient encore dans l'intervalle des repas, quoique d'une façon inconstante.

Dans le mois d'octobre 1881, le malade déploya une activité physique et morale insolite et, à la suite d'un grave désordre dans la transpiration cutanée, se manifestèrent chez lui les symptômes d'une affection rhumatismale avec toux. En novembre de la même année apparut la diplopie, qui dura environ sept mois, et ensuite disparut.. Au mois d'août 1882, pour la première fois, se manifesta un engourdissement limité à la région innervée par la seconde branche du trijumeau, plus intense à la lèvre supérieure et à la gencive droite. Ces sensations se manifestèrent à la partie interne de la lèvre, à la gencive et à la langue, et le malade commença à éprouver une certaine répugnance pour les aliments, causée par une modification dégustative spéciale qui pervertissait leur saveur. Cependant ce désordre permettait au malade de distinguer une sensation gustative d'une autre, spécialement à la partie antérieure de la langue et du palais. En outre, le malade notait une certaine hyperesthésie de la région engourdie qui lui faisait éprouver une sensation de froid en se lavant avec de l'eau tiède dans la saison chaude, et ressentir une certaine douleur si l'on passait une barbe de plume sur la région affectée.

Au mois d'octobre, ces phénomènes augmentèrent et la langue devint visqueuse et épaisse, de telle sorte qu'il semblait au malade que les aliments étaient recouverts d'un enduit. A ce moment, il fut pris d'une toux insolite par son intensité et par son caractère spécial, quinteux, sibilant, bruyant, semblable à celui de la coqueluche.

Tous ces symptômes augmentèrent jusqu'à la fin du mois d'avril 1883, principalement la toux, qui quelquefois se manifestait par accès, et d'autres fois perdait son caractère quinteux et sa sibilance.

A ce moment, le malade prenait de l'iodure de potassium, faisait des

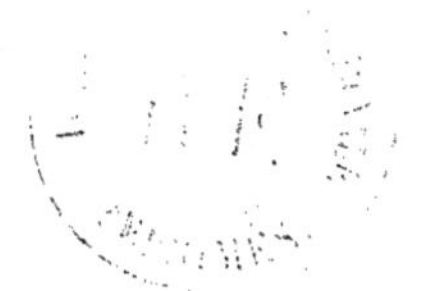

inhalations de térébenthine; on lui pratiquait également des injections de pilocarpine.

Pendant l'été, nous notons un arrêt dans tous les symptômes décrits. Il pratiquait alors l'hydrothérapie méthodique, dont il obtint de grands avantages.

Avec le retour de l'automne, l'amélioration diminua, et à mesure que venait l'hiver, tous les symptômes augmentèrent. Les désordres sensitifs du trijumeau s'accentuèrent; les accès de toux devinrent plus violents, et, pour la première fois, le malade ressentit des douleurs intenses, instantanées et comme fulgurantes, dans les membres inférieurs.

Au mois de décembre 1883 et de janvier 1884, la toux attire l'attention des personnes qui entouraient le malade. Elle se manifestait quelquefois tous les quatre à cinq jours, et quelquefois au contraire elle se répétait plusieurs fois dans le cours d'une journée. C'étaient de petits accès de toux sèche, bruyante, survenant à intervalles très rapprochés, suivis d'un bruit spécial comme sibilant, produit certainement par le passage de l'air à travers la glotte très resserrée. Il en résultait une sensation de suffocation et une angoisse violente. Les muqueuses et la peau, surtout à la suite de certains accès, prenaient une teinte tout à fait cyanique. Au bout de peu de temps, la sensation de suffocation et l'angoisse cessaient, la toux devenait moins quinteuse, moins sibilante et était suivie de l'émission d'une expectoration muqueuse. En même temps, la cyanose diminuait et disparaissait presque entièrement. A peine le malade ressentait-il une chaleur insolite, à laquelle succédait une sueur modérée. Ces crises, que nous pouvons désigner sous la qualification de laryngées, s'accompagnèrent quelquefois de vertiges.

Le malade fut obligé de garder le lit, parce que les plus légères variations atmosphériques, un petit courant d'air, ramenaient les crises laryngées. On lui administra le bromure de potassium à hautes doses et le sulfate neutre d'atropine d'une façon alternative, et on lui pratiqua des cautérisations ponctuées avec le thermo-cautère Paquelin sur la région postéro-supérieure du cou. Ces agents curatifs eurent un certain succès car les crises laryngées se manifestèrent d'une façon moins intense et moins fréquente ; les autres phénomènes ne furent pas modifiés.

État actuel.—La nutrition générale est un peu appauvrie, surtout dans les membres supérieurs et inférieurs, dans lesquels les masses musculaires sont un peu flasques et diminuées de volume. Le visage n'a pas perdu sa coloration habituelle et ses formes arrondies. Nous ne notons aucune altération de forme ni de volume du système osseux.

Organes des sens.— L'examen des yeux a révélé ce quit suit : les yeux sont emmétropes, l'acuité visuelle est inférieure à la normale. Le champ visuel monoculaire et binoculaire est dans de bonnes conditions, tant pour l'extension que pour l'acuité visuelle relative dans les diverses zones de la rétine. Absence de scotomes. La diminution de l'acuité visuelle s'accompagne d'un affaiblissement dans la faculté de distinguer, à laquelle des couleurs du spectre doit être rapportée une couleur donnée : ainsi, le jaune et le vert sont confondus ensemble. La pupille, plutôt dilatée, légèrement irrégulière, réagit mollement sous l'action de la lumière et plus facilement sous l'influence de l'accommodation et rend facile l'examen de l'intérieur de l'œil. Les milieux dioptriques sont transparents, plus cependant à gauche qu'à droite. La pupille présente des deux côtés une excavation peut-être plus marquée que dans les conditions normales. Les veines de la rétine sont très développées ; dans certains points elles affectent un aspect tortueux et variqueux. Les artères, au contraire, sont plutôt rétrécies et peu fournies de sang. Par une légère pression sur l'œil, les veines deviennent plus turgides, et à certains moments elles présentent des pulsations. Si les mouvements du globe oculaire, de l'iris et des paupières s'exécutent librement, cependant il n'est pas douteux qu'il y a une certaine torpeur, une certaine lenteur, tant dans la contraction que dans le relâchement.

Le malade sent bien les odeurs et reconnaît une petite quantité d'éther ou d'eau de Cologne mêlée à une grande quantité d'eau.

Il ne présente aucun désordre auditif, soit de la part du nerf de l'audition commune, soit de la part du nerf de l'espace.

Quant au goût des aliments et à leur saveur, ils sont un peu modifiés d'une façon spéciale, parce qu'il existe une sensation de répugnance pour la nourriture.

Sensibilité. — Douleurs fulgurantes dans les membres supérieurs, principalement dans la région cubitale, dans les membres inférieurs, dans le tronc et les arcades dentaires. Dans ces régions, il existe comme un picotement douloureux, un fourmillement, une sensation de feu, etc.

Sensation douloureuse dans la région dorso-lombaire de la colonne vertébrale, qui augmente par la pression et par l'épreuve de l'éponge chaude et froide.

Sensation de pression douloureuse au front. Engourdissement de la lèvre supérieure et de la gencive. Il ne s'aperçoit pas de la présence de petites parcelles d'aliments dans la bouche. Dans tout le territoire du trijumeau, le contact le plus léger donne lieu à une sensation douloureuse. Ce phénomène, à la vérité moins intense, se rencontre également dans les autres régions du corps.

Le sens tumique, le sens de la douleur, sont plus affaiblis. La sensibilité électro-musculaire est à peu près intacte.

Sur tout le corps, le malade indique avec une grande précision, les yeux bandés, la position de ses membres. Jamais d'erreur de lieu ou d'hétérotopie tactile.

Les réflexes tendineux sont conservés aux poignets, aux coudes, aux genoux, sauf qu'ils sont moins énergiques et moins rapides à gauche qu'à droite.

Les réflexes superficiels sont également conservés. Le malade reconnaît bien l'inégalité et la température du sol.

Motilité. — La force musculaire, malgré la légère émaciation, est bien conservée. La coordination des mouvements est parfaite ; on n'observe pas le signe de Romberg (oscillation, les yeux étant fermés). On ne remarque aucun désordre ni aucune altération dans les muscles innervés par le facial et l'hypoglosse, excepté un léger tremblement dans les muscles de la langue, sans glossoplégie concomitante. Pas de tremblement dans les membres.

La contractilité galvanique et faradique est normale dans les muscles des membres et de la face.

Crises laryngées.— Ordinairement le malade ressent, au début de l'apparition des crises laryngées, un chatouillement au pharynx et au larynx. La crise éclate souvent à la suite d'un excès de paroles, par une stimulation quelconque exercée sur le cou, la poitrine ou l'arrière-gorge par le passage des aliments. D'autres fois, elle apparaît sans cause notable, au milieu d'une phrase commencée, ou même pendant le sommeil. Le malade est pris instantanément d'une toux pénible, à crises se répétant à de très courts intervalles, stridente, suivie d'une inspiration prolongée, bruyante, sibilante comme la reprise de la toux convulsive. Les yeux s'injectent et deviennent saillants, le visage cyanosé et les jugulaires turgides. Le malade éprouve une angoisse extrême et craint d'étouffer d'un moment à l'autre. Puis la toux revient, moins quinteuse, suivie d'une expectoration muqueuse ; le visage pâlit et une sueur froide couvre le front. Je n'ai jamais noté, pendant les accès, de vertiges, de perte de connaissance, de convulsions, ni d'autres phénomènes graves. Les crises se montrent tantôt légères, tantôt graves, tantôt à de longs intervalles, tantôt coup sur coup. Elle sont grandement modifiées par l'usage de l'atropine et du bromure de potassium à la dose de 4 gram. par jour. Quand l'action des deux médicaments est épuisée, les crises reparaissent, mais avec une intensité et une fréquence moindres.

Il faut noter que quelquefois il se manifeste de la suffocation sans toux.

Je n'ai remarqué aucune modification des organes de la génération, de la respiration, de l'urination, ni des téguments et de leurs annexes. Par l'examen de l'appareil circulatoire, j'ai observé seulement la fréquence du pouls, qui arrivait quelquefois à 110 pulsations.

Nous croyons avoir signalé tout ce qui a paru sur cette intéressante question. Notre but a été de faire ressortir par des observations toutes les formes si variées que pouvaient présenter les crises laryngées. Rapportons maintenant notre observation, qui a peut-être aussi un caractère spécial. Nous insisterons, non seulement sur les troubles laryngés, mais aussi sur la spermatorrhée qu'a présentée le même malade, question que nous traiterons dans le chapitre suivant.

OBSERVATION X (personnelle).

M..., 54 ans, rentré à l'Hôpital-Général en 1878, est atteint d'ataxie locomotrice progressive depuis 1869.

Ce malade est intéressant à plus d'un titre, particulièrement au point de vue des douleurs atroces qu'il a présentées et qu'il présente encore, bien qu'il soit arrivé à la période de paralysie de son affection, de la spermatorrhée qui a duré chez lui quatorze ans environ, et des crises laryngées

M... a vu débuter sa maladie par les symptômes ordinaires de l'ataxie locomotrice progressive à son début ; mais ces symptômes ont pris rapidement chez lui une allure particulière. Les douleurs fulgurantes ont ouvert la scène avec bruit : elles se sont montrées presque en même temps aux membres inférieurs et supérieurs, au thorax et à la face, et elles ont offert tous les caractères que l'on rencontre d'habitude dans le tabes ; elles ont bientôt alterné avec les douleurs en ceinture, et des douleurs lancinantes, térébrantes même dans les membres. Ce n'est qu'en 1876 que l'incoordination motrice s'est montrée, et c'est en 1882 que la paralysie s'est emparée des membres inférieurs.

La spermatorrhée s'est montrée de bonne heure chez M..., elle se reproduisait fréquemment et elle n'a pas disparu pendant les deux premières périodes de l'ataxie de notre malade, qui, déjà paralysé des membres inférieurs, avait encore, au mois d'avril dernier, des pertes séminales rebelles à tout traitement. La cicutine seule a paru les amender un peu. Ajoutons que depuis plus de deux ans cette spermatorrhée ne s'accompagnait d'aucune sensation voluptueuse.

Le symptôme de Romberg s'est montré dès le début de l'incoordination motrice, avec l'anesthésie plantaire, pendant que les douleurs en ceinture faisaient leur apparition. En sorte que M..., à une époque déjà éloignée du début de son mal, présentait des troubles de la sensibilité multiples et remarquables au point de vue de leur fréquence et de leur intensité. Ces troubles consistaient en : douleurs fulgurantes dans les membres tant supérieurs qu'inférieurs, douleurs lancinantes dans les mêmes points, se présentant quotidiennement et ne laissant que peu de répit au malade, surtout pendant la saison froide ; douleurs en ceinture ; douleurs fulgurantes dans l'épaisseur de la paroi thoracique ; douleurs fulgurantes à la face ; bourdonnements douloureux dans les oreilles. Tous les traitements mis en usage contre l'ataxie locomotrice ont été essayés chez M..., mais sans le moindre succès. Les bains tièdes eux-mêmes, qui parviennent souvent à calmer un autre de nos malades, n'apportaient aucun soulagement aux douleurs atroces et presque continues de M...

A ces troubles de la sensibilité se sont joints, il y a quatre ou cinq ans, des troubles visuels, marqués surtout à l'œil gauche : diplopie, mouches volantes, amaurose tabétique.

Pendant ce temps, le malade maigrissait d'une façon sensible et la constipation devenait chez lui la règle absolue. L'anesthésie faisait aussi son apparition et s'installait sur toute la périphérie du corps, excepté à la face.

Actuellement M... présente, outre les symptômes douloureux précédemment énumérés, les particularités suivantes :

Abolition complète des réflexes tendineux ; insensibilité complète au chatouillement et à la piqûre de la plante des pieds ; sensibilité bien diminuée dans les membres inférieurs ; paralysie motrice de ces membres : le malade, par suite, est obligé de garder le lit ; le contact et la température ne sont perçus au membre inférieur, ni à droite ni à gauche ; la piqûre à la jambe est très faiblement sentie, à la façon d'un simple contact, et avec un retard de cinq à six secondes et plus ; à la jambe droite, l'anesthésie est presque complète ; à la jambe gauche, M... éprouve, lorsqu'on le pince, une simple sensation de contact, et cette sensation est unique et mal localisée lorsqu'on se sert des deux pointes du compas de Weber avec l'écartement maximum. A la cuisse droite, la piqûre double faite avec le compas de Weber, avec ouverture maximum, ne provoque qu'une sensation de contact unique, avec retard de quatre à cinq secondes, et localisation impossible ; à la jambe gauche, le phénomène est moins marqué. Mêmes remarques pour les membres supérieurs, que l'incoordination a fortement atteints ; M... n'arrive que difficilement à porter la main à son genou, à son nez, etc. Il perd ses jambes dans son lit. A la face et à la poitrine, la sensibilité est légèrement émoussée.

Les troubles de la vue sont devenus plus intenses ; il y a maintenant de la myopie et de l'achromatopsie : le malade voit le vert foncé en gris, le vert clair à côté du bleu lui paraît jaune. Les pupilles sont insensibles à l'action de la lumière ; les paupières se meuvent presque constamment.

Douleurs spontanées dans le dos et les épaules depuis quelques mois ; conservation de la sensibilité thermique le long de la moelle.

En janvier 1884, M... éprouve de la difficulté à avaler et à parler ; il ressent dans l'arrière-gorge des picotements douloureux accompagnés d'une toux sèche et de spasme laryngé. L'examen de la région ne révèle aucune cause matérielle de ces troubles, qui disparaissent au bout de deux jours. Le même phénomène se reproduit avec les mêmes caractères en avril et mai. Traitement, sans efficacité, par le bromure de potassium et les gargarismes au chlorate de potasse.

La première chose qui frappe et que l'on constate dans les crises laryngées, c'est que les signes stéthoscopiques manquent ou sont insignifiants. On peut bien, comme chez notre malade, trouver une rougeur à l'arrière-gorge, mais il n'y a jamais de rapport entre ces signes fonctionnels et le tableau symptomatique. Certes, c'est un phénomène qui ne peut qu'aider le clinicien, car en présence d'accès de toux violents et revenant par quintes, accès se produisant sous l'influence de la cause la plus légère, et d'autre part l'auscultation ne révélant rien, ou presque rien, on saura qu'on se trouve en présence d'une des manifestations si nombreuses de l'ataxie. Et ceci est tout natnrel : dans une affection qui frappe non seulement tout l'axe médullaire, mais aussi la moelle allongée, tous les organes peuvent être atteints, toutes les fonctions peuvent être troublées. Le pronostic prend un caractère inquiétant lorsque survient la paralysie du voile du palais : nous croyons cependant que les cas de mort subite analogues à celui cité par Hanot se présentent rarement.

En se basant sur les matériaux qui précèdent pour établir la fréquence des divers symptômes dans les crises laryngées, nous trouvons :

Accès de toux quinteuse................ 6 cas.
Paralysie du voile du palais.......... ... 3 —
Gêne de la respiration de la parole et de la déglutition....... .... 1 —

Quoique cette constatation ne s'appuie que sur un nombre de faits assez restreints, nous croyons cependant qu'on doit en tenir compte, car ces nombres présentent entre eux une différence bien marquée.

Les crises laryngées sont-elles fréquentes chez les ataxiques ? Nous ne pouvons donner une réponse sûre et catégorique. D'après les malades qu'il nous a été donné d'observer, nous croyons que, tout en constituant l'exception, il n'est pas rare de les rencontrer.

Le traitement ne nous paraît pas avoir une grande efficacité. M... a pris du bromure de potassium, il s'est gargarisé avec du chlorate de potasse ; mais ces agents n'ont eu aucune action. Cependant ne soyons pas trop pessimiste, puisque Joffroy rapporte un cas de guérison, et Hanot un cas d'amélioration. Du reste, quelque peu de confiance que l'on aie, on doit toujours essayer de soulager le patient.

Il est un point bien curieux et bien utile dans ces crises laryngées : c'est lorsqu'elles se présentent de bonne heure et qu'elles constituent un phénomène prémonitoire, ainsi que cela a eu lieu dans le cas de Rummo. On ne peut dire, il est vrai, qu'elles aient été le premier symptôme de la maladie, car d'autres accidents s'étaient déjà présentés depuis un an et demi ; mais elles ont attiré spécialement l'attention du malade et servi de base au diagnostic. Évidemment nous sommes en présence d'un fait exceptionnel, la sclérose commençant ordinairement par la région lombaire, pour suivre une marche ascendante. Cependant, les cas où les troubles céphaliques dominent la scène dès le début, sont assez nombreux, et l'on comprend, par suite, que le médecin puisse avoir à constater en premier lieu des crises laryngées.

Nous avons sous les yeux une communication faite à la Société de Biologie (séance du 10 mars 1883), qui montre la pathogénie des crises laryngées. Dans cette séance, M. Déjerine, au nom de M. Landouzy et au sien, fait connaître le résultat de l'examen microscopique du bulbe d'un ataxique attteint de crises laryngées intermittentes. A l'autopsie, outre les lésions classiques du tabes, ces auteurs ont trouvé une diminution de volume des racines du pneumogastrique et du spinal ; ces racines présentaient en même temps une coloration rosée qui tranchait sur l'apparence nacrée des autres nerfs. Dans la substance bulbaire, ils ont trouvé une atrophie pigmentaire considérable des cellules nerveuses de l'aile grise, c'est-à-dire du noyau d'origine des nerfs pneumogastrique et spinal. Cette atrophie ne s'accompagnait pas de sclérose. Cette importante autopsie permet de reconnaître, disent toujours ces auteurs, que le processus initial du tabes consiste dans une atrophie des cellules nerveuses, la sclérose ne venant qu'ensuite. Quant aux intermittences des crises laryngées, il est difficile de les comprendre avec une atrophie cellulaire aussi avancée.

Discuter cette manière de voir sur le processus initial du tabes nous écarterait de notre sujet. Notons seulement ceci : les crises laryngées résultent des lésions du noyau d'origne et des racines du pneumogastrique et du spinal.

CHAPITRE II.

Spermatorrhée.

Nous n'avons pas la prétention, en consacrant un chapitre à la Spermatorrhée chez les ataxiques, d'éclairer d'un jour nouveau cette question déjà vieille, car elle a vu le jour en même temps que l'ataxie. Nous l'aurions même laissée dans l'ombre, sans la persistance de ce trouble des fonctions génitales chez un de nos malades.

Tous les auteurs parlent de la spermatorrhée comme phénomène de la première période du tabes. Ils admettent sa fréquence, mais n'insistent nullement sur sa manière d'être ni sur sa durée.

Souvent, dit M. le professeur Grasset, il y a de la spermatorrhée accompagnée fréquemment d'érection, avec sensation voluptueuse. Le plus souvent il y a un degré variable d'anaphrodisie : absence de désirs vénériens ou d'érection suffisante ; d'autres fois c'est au contraire du satyriasis: faculté singulière, par exemple, de pouvoir répéter le coït un grand nombre de fois dans un court espace de temps.

Charcot ne parle que du satyriasis. Les symptômes, dit-il, qui le caractérisent, consistent en érections fréquentes et incomplètes, avec éjaculation prématurée. Le même auteur a observé des phénomènes analogues chez une femme qui, lors des crises fulgurantes, éprouvait souvent des sensations voluptueuses accompagnées d'une sécrétion vulvo-vaginale abondante.

Celui qui a insisté le plus sur ce sujet est, sans contredit, Trousseau. Dans son article remarquable du *Dictionnaire* de Jaccoud, ce grand clinicien s'exprime ainsi : « Parmi les accidents nerveux que l'on observe souvent avant les douleurs, je dois mentionner l'incontinence nocturne de l'urine, et surtout la spermatorrhée : un grand nombre, presque la moitié des malades ataxiques que j'ai vus, avaient eu, à partir de l'âge de la puberté, des pertes séminales diurnes ou nocturnes, pertes séminales diurnes qui avaient lieu surtout lorsque les efforts de la défécation déterminaient une compression des vésicules séminales. Plusieurs faits de paraplégie cités dans le livre de Lallemand sur la spermatorrhée, étaient très certainement des faits d'ataxie locomotrice progressive. Les pertes séminales nocturnes sont souvent accompagnées d'érections et de sensations voluptueuses.

»Avec cette spermatorrhée coïncide le plus souvent l'anaphrodisie, qui se traduit par le manque de désirs vénériens, ou l'imperfection de l'érection au moment du coït. Dans d'autres cas au contraire, cas extrêmement rares, il y a du satyriasis. »

Ce qui a lieu d'étonner, c'est que le *Dictionnaire encyclopédique* de Dechambre soit pour ainsi dire muet sur cette question. Voici en effet les quelques mots que nous y trouvons, à l'article *Ataxie* de A. Axenfeld : « L'affaiblissement ou la perturbation de la sensibilité génitale marche de pair avec les autres symptômes spinaux. Anaphrodisie avec défaut d'érection, ou érection prolongée sans éjaculation : ce sont là des formes d'impuissance fréquentes chez les ataxiques et qui souvent signalent l'invasion de la maladie. »

Aussi Axenfeld ne parle pas de la spermatorrhée : la considère-t-il sans importance ou comme ne se présentant jamais ? Nous ne savons. Ceci nous amène à poser une question : Est-il fréquent d'observer la spermatorrhée chez les ataxiques ? MM. Grasset, Charcot, disent : Souvent. Pour Trousseau, on l'observe dans la moitié des cas. Axenfeld nous paraît être d'un avis tout à fait contraire ; car il est évident que s'il regardait la spermatorrhée comme phénomène non pas habituel, mais seulement possible, il en aurait fait mention. Si nous nous basons sur notre faible expérience et sur ce que nous avons observé, nous garderons un juste milieu. Des quatre malades dont nous présentons l'observation, un seul a eu de la spermatorrhée. Ce serait donc un trouble qui se produirait dans un quart des cas. Loin de nous de vouloir généraliser et de tirer une conclusion définitive basée sur un si petit nombre de faits ; c'est une simple constatation que nous nous permettons.

L'importance de ce trouble des voies génito-urinaires est indiscutable.

Il peut être un des symptômes initiaux et prémonitoires de l'ataxie ; or, dans une maladie dont les débuts sont souvent si bizarres et si insidieux, tout ce qui peut aider au diagnostic doit être consigné avec soin. Il s'ensuit que dans tous les cas où un autre symptôme fait songer à l'ataxie, il faut s'enquérir auprès du malade si depuis l'âge de la puberté il n'a pas eu de pollutions. Certainement ce n'est pas sur une réponse affirmative qu'on se hâtera de conclure ; mais on aura une préoccupation de plus ; l'esprit sera fixé dans un sens plus précis, et peut-être évitera-t-on quelquefois des erreurs de diagnostic.

Envisageons maintenant le point qui est peut-être pour nous le plus intéressant. Quels sont les débuts, la durée et la marche de la spermatorrhée ? Ainsi que nous l'avons dit au commencement de ce chapitre, ce symptôme relève, pour tous ceux qui l'ont étudié, de la période des douleurs, et ce n'est que par exception que la spermatorrhée persiste lorsque arrivent l'incoordination et la paralysie. Nous sommes assez heureux pour que notre cas s'éloigne à ce point de vue de la forme classique. Nous avons devant nous une spermatorrhée qui a affecté le patient dès le début de sa maladie, et qui n'a disparu que depuis trois mois. Or, voilà tantôt quatorze ans que M... est frappé d'ataxie. Ce qui rend ce symptôme plus grave, c'est la régularité avec laquelle il s'est produit ; presque toutes les semaines, en effet, les pollutions se présentaient pendant deux ou trois nuits et contribuaient fortement à débiliter le malade. De tous les auteurs cités plus haut, personne n'a, que nous sachions, insisté sur la ténacité que peut présenter cette affection ; aussi avons-nous cru utile de dégager clairement ce fait de notre observation.

Ajoutons que tous les traitements employés d'habitude contre la spermatorrhée ont été tout à fait inutiles dans le cas actuel.

On pourrait se demander si la durée de la spermatorrhée n'est pas liée à la continuité, la fréquence et l'intensité des douleurs lancinantes dans un cas d'ataxie si éloigné de l'époque du début. Or, le malade G..., dont les douleurs sont aussi à peu près continues et atroces et dont l'affection remonte à une époque encore plus éloignée, n'a jamais présenté ce symptôme.

5

CHAPITRE III.

Hémorrhagies diverses et Ecchymoses tabétiques.

Nous réunirons ces deux symptômes dans un même chapitre, car ils sont tous deux la conséquence de troubles vaso-moteurs. Les Traités classiques n'en font aucune mention, à l'exception cependant de Vulpian. Ce dernier, dans ses *Leçons sur les maladies du système nerveux,* les considère comme très rares ; il en donne pourtant plusieurs exemples. Un malade qui était tourmenté de crises gastriques d'une violence excessive présentait au début de chaque crise, sur diverses parties du corps, entre autres la partie antérieure du thorax et de l'abdomen, le haut de la face antérieure des cuisses, une éruption de roséole un peu papuleuse, disséminée en groupes plus ou moins étendus.

Dans un second cas, les conjonctives offraient une congestion des plus vives, dès que le malade regardait pendant quelques moments une fenêtre qui laissait passer un jour éclatant. Cette congestion était bien certainement, ajoute Vulpian, un phénomène secondaire pour ainsi dire, lié à la production d'une irritation réflexe des conjonctives, irritation qui provoquait la congestion. La preuve de l'exactitude de cette interprétation était fournie par ce fait que la congestion ne cessait pas dès que la cause cessait d'agir ; il y avait toujours persistance pendant quelques jours d'une sorte de conjonctivite catarrhale.

Chez une femme atteinte de tabes dorsalis on voyait souvent une roséole émotive se manifester surtout du côté où les troubles fonctionnels étaient le plus accusés. Enfin il cite un malade chez lequel des hématémèses se produisaient au moment des crises gastriques.

Cette question ayant été peu étudiée jusqu'ici, nous croyons utile et intéressant de rapporter tous les cas qui ont été publiés jusqu'à aujourd'hui et qui sont arrivés à notre connaissance.

Si nous commençons par le plus récent, c'est qu'il ne touche notre sujet que par un côté ; il s'agit en effet de deux cas d'hyperhidrose cutanée, trouble que n'a pas présenté notre malade.

L'Association française pour l'avancement des Sciences, dans sa douzième session (Congrès de Rouen, section des Sciences médicales, mercredi 22 août 1883), nous fournit les renseignements suivants:

M. Ollivier lit une Note sur quelques accidents cutanés dans l'ataxie locomotrice. Cette Note traite de l'hyperhidrose de la paume de la main et de la plante des pieds, accompagnée de séborrhée du cuir chevelu qui serait, à son avis, en rapport avec l'affection de la moelle envisagée. Il en apporte deux observations. Voici celle qu'il décrit en détail et que nous reproduisons seule.

OBSERVATION X (OLLIVIER).

Les accidents se seraient développés trois ans après le début de l'ataxie, ils auraient commencé par la paume des mains et la plante des pieds, pour s'étendre au dos. L'exagération de la sueur, qui d'abord était consécutive aux émotions morales violentes, finit par devenir permanente; elle déterminait un refroidissement considérable des organes atteints, à ce point que le thermomètre décelait :

A droite.		A gauche.	
Paume des mains......	35°,5	Paume des mains......	35°,6
Plante des pieds........	27°,8	Plante des pieds........	27°,2

Aussi le malade avait-il constamment froid aux pieds. Sueur limpide, sans viscosité, claire, odorante aux pieds. Taches cutanées concomitantes.

En même temps on constatait que, bien que le patient ne fît jamais usage de pommade, la peau du cuir chevelu était onctueuse; en un mot, on avait affaire à une sécrétion sébacée véritable. Les bains sulfureux laissaient après eux une rougeur diffuse de la peau : tout le corps y participait, moins la sphère d'innervation du cubital. De l'ensemble de ces caractères, dont nous résumons les principaux, M. Ollivier conclut qu'il s'agit là de véritables troubles vaso-moteurs et trophiques ; malheureusement l'état actuel de la science ne permet pas de déterminer le lieu de passage des conducteurs en jeu dans l'espèce, ni leurs centres exacts.

M. Henriet a observé les mêmes phénomènes chez un ataxique de 27 ans, Ici l'hyperhidrose plantaire fut suivie d'un double mal perforant absolument symétrique, Les caractères et l'évolution des accidents mettent hors de doute leur relation avec la maladie de la moelle, ainsi que leur nature de troubles trophiques.

Mais celui à qui nous devons une étude complète des ecchymoses tabétiques est M. le professeur agrégé Straus. Dans une Note parue dans les *Archives de Neurologie* (1881), il rapporte six observations dont une présente la coïncidence des ecchymoses et des hématuries. On comprendra que ces observations étant les premières parues sur une question si importante, nous leurs fassions une large place et que nous les reproduisions en entier.

OBSERVATION XII (STRAUS, I).

Ataxie locomotrice datant de six ans. — Violentes douleurs fulgurantes dans les membres inférieurs. — Incoordination motrice datant de deux ans. — Depuis quatre mois, douleurs fulgurantes aux extrémités supérieures et douleurs constitutives à la base du thorax. — Apparition d'ecchymoses sur la peau des membres inférieurs et supérieurs, à la suite de fortes crises fulgurantes.

Martin (Pierre), âgé de 34 ans, menuisier, entre le 16 janvier 1880 à l'hôpital Tenon, salle Saint-Augustin, lit n° 11, service de M. Straus.

Il habite Paris depuis vingt-deux ans. En 1862, il eut une fluxion de poitrine ; en 1866, une conjonctivite ; en 1868, une blennorrhagie qui dura six mois. En 1874, apparition de douleurs lancinantes très vives, occupant les talons seulement, revenant d'abord à des intervalles de huit jours, puis à trois ou quatre jours seulement de distance. Il se rappelle avoir éprouvé en même temps à la région dorsale des douleurs passagères comme celles du lumbago. En 1878, exaltation manifeste mais passagère du sens génésique, suivie depuis lors d'un affaiblissement graduel des désirs vénériens. Ceux-ci n'ont cependant pas disparu totalement, et il éprouve encore des érections de temps à autre.

A cette même époque, apparurent dans les mollets des douleurs très vives, qu'il compare à une sensation de tenaillement. Il existait en même temps des douleurs constrictives au niveau du cou-de-pied et une sensation de clapotement dans l'articulation lors des mouvements. Ces douleurs furent considérées par les médecins qu'il consulta comme étant de nature rhumatismale.

Vers la même époque, la marche devint difficile et maladroite. Il s'accrochait aux rebords des trottoirs et devait marcher les jambes écartées. Il n'y a jamais eu ni strabisme ni diplopie.

Il y a huit mois, le malade se rendait à la cave, sa bougie s'étant éteinte, il ne put remonter qu'en se portant sur les mains et en s'accrochant à la rampe, n'ayant aucune notion de la situation de ses jambes. Depuis cette époque, la marche dans l'obscurité est devenue impossible.

État actuel (mars). — L'incoordination motrice est extrêmement accusée. Le malade garde le lit constamment ou passe quelques heures sur une chaise ; mais il lui est impossible de faire un pas tout seul, et même à l'aide de béquilles. Il faut qu'il soit soutenu et dirigé par quelqu'un pour faire quelques pas. La démarche est caractéristique (démarche de pantin) ; il lance les jambes, les projette en dehors, frappe du talon ; parfois même l'incoordination est telle qu'il a failli faire tomber l'infirmier qui le guidait. Le malade cependant sent le sol et n'éprouve pas la sensation de caoutchouc ou de velours.

Les muscles des extrémités inférieures sont puissants et nullement atrophiés. Quand on l'examine couché, leur force est très grande, et on ne peut lui faire fléchir ou étendre la jambe malgré lui.

Il éprouve dans les extrémités inférieures des douleurs lancinantes, fulgurantes, constrictives, caractéristiques, et que le malade, très intelligent et s'observant bien, décrit avec une grande énergie et une grande vérité. Ces douleurs sont tantôt passagères, ne se produisant que par instants ; d'autres fois elles procèdent par crises, par séries, constituant de véritables accès d'une durée d'une nuit, de vingt-quatre heures quelquefois, pendant lesquelles les douleurs sont extrêmement vives, subintrantes ; à leur suite, le malade, privé de sommeil, est extrêmement fatigué.

Outre les douleurs fulgurantes des extrémités inférieures, il éprouve à la base du thorax des douleurs constrictives, comme s'il était serré jusqu'à étouffer dans un corset. Le malade diminue ses douleurs en exerçant une pression avec les mains à la base du thorax, ou bien en s'appliquant une compresse d'eau froide sur la région épigastrique. Ces douleurs thoraciques ne s'accompagnent pas de crises gastralgiques proprement dites.

Les membres supérieurs sont également atteints. Il ressent dans le bout des doigts, surtout dans le petit doigt et l'annulaire des deux côtés, une sensation de fourmillement, d'engourdissement douloureux, et parfois d'élancements ne dépassant guère le poignet. Cette sensation empêche le malade d'exécuter tout mouvement précis, de compter par exemple des pièces de monnaie dans l'obscurité.

La sensibilité générale est très amoindrie aux deux jambes. Les piqûres, le pincement, pour être perçus, doivent être assez énergiques, et ces sensations sont mal *situées* par le malade. Notable diminution dans la vitesse de transmission des impressions sensitives. Aux extrémités supérieures, ainsi que sur le tronc et la face, la sensibilité est à peu près intacte. La sensibilité thermique paraît conservée partout. Le chatouillement de la plante des pieds est senti, mais ne provoque aucun réflexe.

Le *réflexe patellaire* est absolument *aboli*. — Pas de troubles de la vue. Les pupilles ont une dimension normale. Elles obéissent à la lumière ainsi qu'aux efforts d'accommodation (absence du phénomène d'Argyll-Robertson) ; cependant la vue, bien qu'ayant conservé toute son acuité, se fatigue après un court exercice. Au bout de cinq minutes de lecture, un nuage s'étend devant les yeux et empêche toute lecture continue. Légère ptose de la paupière supérieure droite.

Constipation habituelle. Le malade reste huit ou neuf jours sans aller à la selle ; encore faut-il recourir à un lavement ou à un purgatif. Les purgatifs même échouent fréquemment, et la constipation ne cède qu'aux lavements. La miction, qui a été involontaire pendant une dizaine de jours, s'effectue bien aujourd'hui.

Sommeil très léger. Le malade ne trouve pas une situation pour soulager ses douleurs, se remue constamment, et se réveille à peu près chaque demi-heure sous l'influence des douleurs.

Le 8 mars, pour la première fois, on constate au niveau de la rotule et de la face externe du tibia du côté gauche la *présence d'ecchymoses verdâtres, ressemblant absolument à celles qui proviendraient d'un coup*. On pensa qu'elles étaient le résultat de percussions trop énergiques faites dans le but d'explorer le réflexe patellaire. Mais le malade déclare que ces ecchymoses n'existent que depuis vingt-quatre heures, qu'elles n'ont rien à faire avec le traumatisme, et que leur apparition coïncide avec une crise de douleurs fulgurantes des extrémités inférieures, qui s'est produite dans la nuit du 6 au 7 mars. Il dit avoir souvent observé ces taches en pareil cas depuis 1875.

Elles revenaient de trois à cinq jours, plus ou moins longtemps suivant leur étendue qui ne dépasse guère celle d'une pièce de 5 francs, et suivant l'intensité de leur coloration. Ces taches apparaissaient toujours *après* les grandes crises douloureuses nocturnes, et auraient commencé à se produire précisément à l'époque où les douleurs sont devenues violentes et de longue durée, comme elles le sont encore aujourd'hui.

Le malade dit être certain de ne jamais s'être cogné, de n'avoir jamais fait de chute ni reçu de coup avant la production de ces taches. Ces taches sont généralement situées, dit-il, au-dessus des points particulièrement douloureux, à une distance variant de 10 à 15 centim. ; elles sont d'abord d'un rouge vineux, sans élevure ni saillie, sans douleur spontanée ni provoquée par la pression ; elles deviennent ensuite verdâtres et jaunâtres, puis disparaissent complètement après une durée maximum de cinq à six jours. Le malade a constaté ce phénomène une vingtaine de fois, dit-il, et plusieurs fois au gras du mollet, ce qui exclut toute idée de choc contre une partie osseuse située superficiellement, comme, par exemple, la face antéro-interne du tibia.

18 mars. Toute trace des dernières ecchymoses a disparu.

Le malade ne ressent actuellement que des douleurs constrictives, et celles-ci ne donnent pas lieu à la production des troubles vaso-moteurs cités plus haut sur la peau du tronc.

20. Le malade a vu éclore, à la suite de ses douleurs, qui n'ont pas cependant le caractère fulgurant, des taches au nombre de deux, situées à la région de la patte d'oie (jambe gauche). Il dit à ce propos avoir remarqué que ces taches sont d'autant *plus développées que la douleur a été plus aiguë*, et dans le cas actuel, où il a assez peu souffert, elles sont relativement pâles et peu développées, atteignant à peine le diamètre d'une pièce de un franc.

22. Les bras et la face interne des cuisses et des jambes sont couverts d'une éruption érythémateuse très légère qu'il attribue à l'emploi des bains sulfureux. L'aspect de cette éruption tranche absolument avec la couleur des deux ecchymoses, qui sont aujourd'hui d'une couleur ocreuse.

25. Le malade, après avoir éprouvé des douleurs constrictives le long de la portion radiale des deux bras, son attention ayant été éveillée à ce sujet, et étant au bain, s'aperçut de la présence sur la partie moyenne et antérieure du bras, au niveau du centre du biceps, de trois taches ecchymotiques. L'une de ces taches, de la grandeur d'une pièce de 50 centimes, offre une teinte rouge sombre, franchement hématique. Elle est entourée d'une zone pâle, jaune sale, indiquant déjà un certain degré d'altération du pigment sanguin. On dirait absolument d'un poinçon siégeant sur la peau. Vers la saignée existent deux ou trois taches d'un jaune plus éteint, de la grandeur d'une lentille. Aucune trace d'éruption ni de modification de la vascularisation de la peau partout ailleurs. Sur le bras gauche, à la face postérieure, en arrière de l'empreinte deltoïdienne, existe également une tache ecchymotique très petite ; il en est de même à la région épicondylienne.

Interrogé, le malade nous dit que pour la première fois, depuis sa maladie, il a éprouvé dans les avant-bras, jusqu'au coude, des douleurs non lancinantes mais constrictives (il lui semble être serré comme dans un étau). Ces douleurs, sans être permanentes, durent longtemps et procèdent par crises d'une heure environ, avec sensation d'engourdissement et de fourmillement, dans les mains et le poignet principalement, et il lui semble, quand il soulève la main, qu'il élève un poids de plusieurs kilogrammes. Ici donc, comme aux extrémités inférieures, les ecchymoses siègent dans les extrémités du membre situé au-dessus de celui où résident principalement les douleurs. Pas de troubles de la sensibilité à la peau des membres supérieurs. Persistance de l'ataxie déjà constatée. Écart de 20 à 30 centimèt. quand, les yeux fermés, on lui dit de toucher le nez avec le bout du doigt.

26. Dans la soirée du vendredi 26, douleurs violentes, lancinantes, occupant les deux jambes et les bras, ainsi que les orteils et la plante des pieds. Elles ont duré jusqu'au matin du 27, légèrement améliorées par un bain sulfureux ; elles reprirent le soir au point d'empêcher le sommeil. Ces douleurs étaient extrêmement intenses, surtout aux jambes.

A 2 heures, le 28, le malade aperçut sur la face antérieure de la jambe droite, le long de la crête du tibia, des taches nombreuses occupant toute la hauteur de la jambe, d'une coloration rouge pâle, foncée, se rapprochant déjà, d'après le malade, des anciennes ecchymoses. Ces taches n'étaient pas franchement hématiques, même au début de leur apparition.

Le malade, dont l'attention est dirigée sur ce point, avait examiné ses jambes avant midi, et à ce moment il n'avait pas trouvé trace de tache. Comme d'habitude, leur apparition coïncide avec l'apaisement notable des douleurs ; le malade a regardé ses jambes avec la presque certitude d'y trouver ces taches ; il a dormi cette nuit, et ce matin, 29, nous constatons de véritables taches ecchymotiques, dont deux de la grandeur d'une pièce de deux francs, brun-rouge au centre, verdâtres à la périphérie. Au membre supérieur, où les douleurs ont été moins fortes, pas d'ecchymoses ; les anciennes ont disparu. Il faut noter que, malgré l'existence de véritables crises gastriques accompagnant parfois les crises de douleurs thoraciques, et marquées par des vomissements, le malade n'a jamais vomi de sang.

3 avril. Dans la journée d'hier, dans la nuit et la matinée d'aujourd'hui, douleurs constrictives dans les bras et les avant-bras, pas dans les extrémités inférieures. Ce matin au réveil, le malade nous signale l'apparition de taches jaunes disséminées sur la peau du bras, ressemblant à des ecchymoses en train de se résorber. Il arrive, dit-il, par extraordinaire, qu'il éprouve des douleurs accusées surtout dans un membre, l'autre étant

presque indemne, et que les ecchymoses se montrent sur le membre non douloureux.

5. Hier matin est apparue à la partie antérieure de la région du biceps une tache rouge vineuse, de la dimension d'une pièce de 20 centim., qui a pris en très peu de temps la teinte brunâtre que nous observons généralement, n'ayant jamais pu assister à l'éclosion d'une de ces taches, laquelle alors, au dire du malade, serait d'un rouge franc.

1er novembre. Depuis trois mois environ, le caractère des douleurs que ressent le malade s'est tout à fait modifié. Les douleurs fulgurantes dans les membres sont bien plus rares et moins fortes ; on constate encore, lors de leur production, l'existence de quelques taches pâles et peu étendues. Il souffre principalement de douleurs constrictives à la base du thorax.

OBSERVATION XII (STRAUS, II).

Ataxie locomotrice ancienne. — Attaques épileptiformes. — Taches ecchymotiques sur les membres inférieurs à la suite de crises fulgurantes.

D... (Alexandre), âgé de 40 ans, voiturier, est entré le 26 juillet 1880 à l'hôpital Tenon, salle Saint-Augustin (service de M. Straus).

Pas d'antécédents héréditaires. En 1859, une sorte d'attaque apoplectiforme. En 1863, pendant la campagne du Mexique, il fut atteint du typhus. Sept ou huit mois après, chancre infectant qui fut suivi de maux de gorge et dont on voit encore la cicatrice. Il ne dit pas avoir eu de manifestations cutanées ni muqueuses.

Il se porta bien jusqu'en 1870. Mais à cette époque, étant prisonnier en Allemagne, et, après avoir été exposé au froid et à l'humidité pendant plusieurs jours de suite, il fut forcé de prendre le lit pour des douleurs rhumatismales, puis il fut atteint de diarrhée pendant plus d'un mois.

A partir de cette époque, le malade éprouva des douleurs fulgurantes dans les jambes, surtout dans les genoux et les cous-de-pied. Ces douleurs s'accompagnaient de crampes tantôt dans la jambe droite, tantôt dans la jambe gauche, immobilisant le membre dans l'extension. Cette contracture était très passagère, mais extrêmement douloureuse.

Il y a environ quatre ans, surviennent des étourdissements suivis d'attaques épileptiformes, aujourd'hui assez espacées ; au début, les étourdissements étaient au contraire très fréquents.

Il y a environ trois mois, apparurent des fourmillements dans les doigts. Un mois après, surviennent des crampes dans les mains. Ces crampes n'étaient le plus souvent que le prélude d'attaques épileptiformes. Ces attaques se sont beaucoup rapprochées depuis deux mois, au point de se répéter plusieurs fois dans la même journée.

Depuis quelque temps, difficulté à marcher dans l'obscurité. Par moments sa vue se trouble, mais il n'a jamais eu de diplopie. Depuis six mois il éprouve une sensation de constrition à la région épigastrique. Enfin les fonctions génitales, très actives il y a plusieurs mois, ont considérablement baissé depuis.

30 juillet. Le réflexe patellaire est complètement aboli des deux côtés. Quand on fait marcher le malade, on est frappé de l'incoordination de sa démarche. Il élargit la base de sustentation en marchant les jambes écartées, et frappe légèrement le sol du talon. Quand on lui ferme les yeux, il peut encore avancer, mais sa démarche devient chancelante. Il éprouve aussi une grande difficulté à rapprocher les talons et à se tenir en équilibre sur une seule jambe.

Pas de diplopie, de strabisme, ni de chute de la paupières. Pas d'inégalité papillaire. On constate sur les deux jambes des taches évidemment hématiques et ressemblant à une ecchymose en voie de régression. Une de ces taches occupe la face interne du tibia du côté droit, à cinq travers de doigt au-dessous de l'interligne articulaire du genou : elle a environ 5 centim. de long sur 1 et demi de large, Un peu au-dessous existe une tache plus petite.

Du côté gauche, une tache semblable, du volume d'une pièce de 1 franc, occupe la face externe de la jambe, à un travers de main au-dessous du genou. Enfin une autre tache occupe le gros du mollet non loin du creux poplité.

Le malade assure avoir eu souvent des taches semblables. Elles seraient couleur brun rougeâtre au début et prendraient la teinte jaune verdâtre ultérieurement. Ces taches sont intimement liées aux douleurs que le malade éprouve dans les jambes. Elles suivent ces douleurs, ou du moins le malade n'en a jamais remarqué avant d'avoir eu des douleurs fulgurantes. Les taches apparaissent au-dessus du point qui a été le siège principal de la douleur : ainsi, quand celle-ci siège au tiers inférieur de la jambe, c'est dans le tiers supérieur que surviennent les taches.

Sous nos yeux, le malade est pris d'une douleur fulgurante à la plante du pied. Les traits du malade se contractent douloureusement. Il porte la main à son peid. Le tout dure quelques secondes. Il a eu des douleurs analogues toute la nuit et nous prédit que demain il aura presque à coup sûr des tachés sur les jambes.—*Traitement* : 2 gram. d'iodure de potassium.

3 août. Le malade a eu des douleurs térébrantes dans le cou-de-pied toute la nuit. Le matin il s'est aperçu de l'apparition d'une tache brunâtre vers le milieu du mollet droit. Cette tache a entièrement disparu au moment où nous examinons le malade. Quelques jours après, le malade, très indiscipliné, exige sa sortie.

OBSERVATION XIII (STRAUS, III).

Ataxie locomotrice datant de dix ans. — Ecchymoses sur les membres inférieurs à la suite de crises de douleurs fulgurantes.

Van M..., âgé de 51 ans, ébéniste, entré le 6 janvier 1880 à l'hôpital Tenon, salle Bichat (service de M. Hallopeau). Pas d'antécédents héréditaires ; pas d'alcoolisme, pas de syphilis. Bonne santé antérieure.

Pendant la guerre de 1870, le malade eut les jambes gelées dans la neige. Après quelques heures d'engourdissement, les membres revinrent à l'état normal. Mais, quatre ou cinq jours après l'accident, apparaissaient des douleurs qui, d'abord peu violentes, allèrent en augmentant jusqu'en 1873. Pendant cette période, le malade sentit sa marche s'embarrasser de plus en plus, en même temps qu'une douleur violente et continue paraissait vers l'occipital des deux côtés, et que survint de l'incontinence d'urine. Puis, vers 1876, les membres supérienrs furent aussi pris de douleurs, et l'écriture devint difficile. En 1878 apparurent des crises gastriques, avec des vomissements verts, bilieux, et des accès de douleurs épigastriques.

Incoordination motrice très accusée ; projection brusque, saccadée, irrégulière des membres inférieurs ; marche difficile, impossibilité de la station debout, surtout les yeux fermés. La main décrit une courbe irrégulière pour arriver au point désigné au malade. De plus, il y a de l'atrophie musculaire et perte des forces, surtout marquée à droite. Le courant faradique provoque des contractions moins fortes à droite qu'à gauche. Le réflexe rotulien est aboli ; par instants, les muscles de la cuisse droite sont le siège de crampes passagères.

Le malade ressent des douleurs de plusieurs espèces et dont la nature varie avec le siège.

Aux membres inférieurs, ce sont des douleurs parcourant comme un éclair tout le membre, douleurs fulgurantes accompagnées de secousses fibrillaires des muscles; puis, des douleurs térébrantes autour des malléoles. Ce qui le fatigue surtout, ce sont des douleurs acérées, vives, aiguës, que le malade compare à des coups de poignard et qui siègent dans les cuisses. Elles se fixent dans un point et s'y succèdent avec l'instantanéité d'une série de décharges électriques. Elles apparaissent par accès de courte durée mais souvent répétés et formant une attaque de 8 à 10 heures.

Souvent, le lendemain de ces attaques, le malade aperçoit sur les cuisses, surtout à droite, des taches, des plaques, comme produites par une pression forte et prolongée ou par des coups. Jamais il n'en a vu sur les jambes, où d'ailleurs il n'a jamais senti de douleurs acérées. Le malade n'aperçoit les taches que le lendemain des crises, mais il reconnaît n'avoir jamais porté son attention sur le moment précis de leur apparition. Leur étendue est variable. Les unes ont la largeur d'une pièce de deux francs, les autres d'une pièce de cinq francs, d'autres d'une étendue intermédiaire.

Leur forme est elliptique ou ovale. Elles ne font pas saillie au-dessus de la peau. Elles ne sont pas douloureuses. Leur apparition coïncide avec la disparition absolue des douleurs fulgurantes.

Ces taches sont multiples et irrégulièrement disséminées sur la surface de la cuisse.

Leur coloration est d'abord rouge, puis devient bleuâtre, violacée, jaunâtre. Après ces transformations successives, elles disparaissent au bout de deux, trois ou quatre jours, sans laisser de traces.

Aux membres supérieurs, la douleur est comparée par le malade à une cassure, à l'écrasement, à la constriction du bras. Jamais il n'y a vu de taches, non plus qu'à l'épigastre, où les douleurs sont comparées par lui à l'impression d'une boule de feu remontant du bas-ventre vers la gorge, sur la ligne médiane. *Il vomit une fois, il y a deux ans, pendant une crise gastrique, une écuelle de sang pur.*

OBSERVATION XIV, résumée (STRAUS, IV).

M. L..., âgé de 51 ans, commerçant retiré, auquel je donne des soins en ville. Il y a dix-huit ans, violentes douleurs dans les jambes, à caractère franchement fulgurant, prises pour des douleurs rhumatismales. Actuellement, la maladie est arrivée à son apogée : incoordination énorme des membres inférieurs ; la marche est impossible. Violentes crises fulgurantes dans les membres inférieurs empêchant le sommeil. Douleurs constrictives en ceinture, crises gastriques et rectales (le malade éprouve parfois la sensation d'un fer rouge pénétrant dans le rectum ; pendant quatre ans, ces crises douloureuses rectales s'accompagnèrent d'hémorrhagies abondantes par l'anus). Abolition du réflexe patellaire. Myosis.

J'examinai fréquemment le malade à la suite de ces crises fulgurantes, sans jamais découvrir d'ecchymoses ; mais, en l'interrogeant, il me déclara qu'au début de sa maladie, *pendant six ans*, à la suite de violentes crises douloureuses, il voyait habituellement apparaître sur ses jambes des taches ecchymotiques. Il en parla même à divers médecins qui n'y prirent pas garde ou bien attribuèrent ces taches à des chocs. Voici la description de ces ecchymoses tabétiques, rédigée sur ma demande par le malade lui-même et que je reproduis textuellement :

« A l'âge de 35 ans (deux ans après le début de la maladie), je remarquai qu'à la suite de violentes douleurs, d'une durée variant de 12, 18, 24 heures, réparties dans les jambes et à l'endroit où je sentais des pulsations et où j'éprouvais la sensation de fortes pinçures avec tenaillements, il restait, après les douleurs passées, une plaque de couleur jaunâtre foncée, de la dimension d'un franc; cela se produisait sur les parties charnues, soit aux mollets, soit aux cuisses et disparaissait au bout de quelques jours; j'ai remarqué cela pendant une dizaine d'années; depuis cinq à six ans, ces taches ne paraissent plus.»

OBSERVATION XV.

Communiquée par M. Hanot (Straus, v).

B... (Jules), 52 ans, employé de magasin. Douleurs fulgurantes des extrémités inférieures depuis quinze ans; incoordination motrice très accusée; anesthésie plantaire. Incontinence d'urine nocturne, dysurie pendant le jour. Troubles visuels. Antécédents syphilitiques anciens.

Les douleurs fulgurantes des membres inférieurs surviennent par intervalle de quinze jours à trois semaines ; elles sont très vives et durent de six à douze heures ; elles surviennent surtout pendant la nuit.

A la suite de ces crises, le matin au réveil, le malade a observé à plusieurs reprises la présence de taches apparaissant spontanément dans le voisinage de l'endroit où les douleurs étaient les plus vives; ces taches, rouge sombre d'abord, deviennent vertes, puis jaunes, et disparaissent au bout de quelques jours.

A diverses reprises, pendant son séjour à l'hôpital, on a pu s'assurer de la production de ces taches au membre inférieur, à la suite de fortes crises douloureuses.

OBSERVATION XVI (STRAUS, VI).

Ataxie locomotrice d'origine probablement syphilitique. — Douleurs fulgurantes et crises gastriques. — Constatation sur les membres inférieurs de taches ecchymotiques spontanées.

Recueillie et communiquée par M. Rendu.

Le nommé Ernest H..., âgé de 37 ans, se présente le 29 mai 1880, dans la salle Gérando, avec la plupart des symptômes de l'ataxie locomotrice progressive. Cet homme, robuste en apparence et fortement musclé, raconte qu'à l'âge de 18 ans il a eu une fièvre typhoïde. L'année suivante, il a contracté un chancre qui lui dura un mois, mais qui paraît n'avoir été suivi d'aucune autre manifestation secondaire ; il affirme notamment n'avoir jamais eu de plaques muqueuses.

A l'âge de 27 ans se place un incident qui a peut-être une certaine importance étiologique. A la bataille de Champigny, le malade, incorporé dans les mobiles de la Seine, eut les pieds gelés et fut soigné dans une ambulance américaine, où il resta deux mois sans pouvoir, dit-il, remuer les pieds pendant tout ce temps. Au bout de huit semaines, la sensibilité reparut dans ses orteils sous forme de fourmillements et le mouvement revint à son tour. Quoi qu'il en soit, la guérison de cette congélation fut complète, et pendant neuf ans, de 27 à 35 ans, le malade put exercer sa profession de marbrier sans aucune gêne.

Depuis deux ans, sans cause connue, les premiers symptômes ataxiques se sont manifestés sous forme de douleurs fulgurantes irradiées de préférence dans la cuisse droite et aussi dans la région lombaire. Des crises gastriques assez rares se manifestèrent quelques mois après, accompagnées de vomissements verdâtres. Il n'y eut point de troubles de la vue.

Six mois après le début de ces accidents, la marche commença à être incertaine, les pieds se déjetaient à droite et à gauche, et la sensibilité était évidemment émoussée, car le malade appréciait imparfaitement le terrain sur lequel il marchait.

Depuis le commencement de l'année 1880, les mictions sont devenues involontaires : les garde-robes sont toujours volontaires, mais rares. Jusqu'à présent, le malade a été soigné dans le service de M. Delpech, à Necker, et de M. Mesmet à Saint-Antoine.

Au moment de son entrée, nous constatons tous les signes d'une ataxie locomotrice. Incoordination notable de la marche, avec conservation de la force musculaire dans les membres inférieurs ; douleurs fulgurantes le long de la colonne vertébrale et dans les jambes ; vertiges et chutes quand on rapproche les talons du malade ; abolition des réflexes tendineux du genou et des réflexes plantaires ; diminution de la sensibilité au contact et à la douleur ; peu ou point de troubles de la vue. Crises gastriques de plus en plus rares. Urines fréquentes, sans albumine ni sucre ; mictions involontaires. Insomnie habituelle et rêves continuels.

En raison de la possibilité d'accidents syphilitiques, le traitement est ainsi institué : iodure de potassium 4 grammes par jour, frictions mercurielles tous les trois jours le long du rachis, bains sulfureux deux fois par semaine.

Dans les quinze premiers jours du séjour du malade à l'hôpital, surviennent trois crises gastriques très violentes, avec vomissements, accélération du pouls, état vultueux, apparence fébrile, mais sans élévation thermique notable.

Au traitement précédemment institué, sont ajoutées des cautérisations ignées le long de la colonne vertébrale. Ces cautérisations, répétées deux fois, soulagent le malade, et, à partir de ce moment, il n'a plus eu de crises gastriques. Le malade reste à l'hôpital pendant les mois de juin, juillet et août ; il va mieux et ne souffre que rarement de douleurs fulgurantes ; le sommeil est revenu, l'état général est meilleur, mais la marche reste toujours désordonnée, quoique, d'après le dire du malade, l'équilibration soit un peu meilleure. Ce qui rend cette assertion vraisemblable, c'est l'amélioration incontestable qu'a subie l'écriture du malade : d'abord illisible et tremblée, elle est devenue beaucoup plus nette et à peine chevrotante ; au commencement d'août, le malade écrit lentement, mais lisiblement et sans se reprendre à plusieurs fois pour écrire un mot, comme cela avait lieu d'abord. Il quitte la salle Gérando pour aller à Vincennes le 16 août.

Revenu dans le service le 30 octobre, il se plaint d'une recrudescence considérable de sa douleur fulgurante. C'est alors que, ayant connaissance des recherches de notre collègue, M. Straus, nous avons recherché attentivement s'il existait chez le malade des ecchymoses spontanées, et voici ce que nous avons constaté :

Les douleurs fulgurantes revenaient chez ce malade tous les deux ou trois jours, et elles occupaient de préférence les cuisses, les jambes et les genoux, bien que parfois elles étendissent leurs irradiations vers les membres supérieurs et jusqu'aux doigts. Elles revenaient presque toujours la nuit, et empêchaient complètement le sommeil.

Or plusieurs fois, à la visite du matin, nous avons constaté sur la jambe droite et au genou gauche de petites taches jaunâtres, de la grandeur d'un pois ou d'une noisette, présentant des limites effacées, ne disparaissant pas sous le doigt, offrant en un mot tous les caractères d'une ecchymose datant de quelques jours et commençant à pâlir. Ces taches duraient trois ou quatre jours en moyenne. Nous nous sommes demandé d'abord si elles ne pouvaient être le résultat de coups, le malade étant maladroit dans sa démarche et se heurtant fréquemment ; mais à côté de ces petites tâches se distinguaient parfaitement de véritables ecchymoses traumatiques, qui n'avaient ni la forme ni les dimensions des autres, qui correspondaient toujours au tibia ou à la rotule, et qui, à la pression, étaient le siège d'une certaine douleur.

Au contraire, jamais ces petites taches jaunâtres n'éveillaient à la pression la moindre sensibilité, et elles siégaient à la partie postérieure et interne du mollet, en des points où l'idée d'un traumatisme était difficilement soutenable. Le malade, d'ailleurs fort intelligent, affirmait que ces taches survenaient spontanément, sans cause connue, et le plus souvent à la suite de violentes douleurs fulgurantes.

Sur ce point cependant, nous n'osons être affirmatif, n'ayant pour nous renseigner que le dire du malade. Nous avons, en effet, vu chez cet homme des crises de douleurs sans que les taches ecchymotiques apparussent le lendemain ni les jours suivants. Nous devons dire également que chez lui nous n'avons jamais surpris l'ecchymose à sa phase initiale, c'est-à-dire avec une teinte rouge vineuse plus ou moins accentuée : les taches étaient toujours d'emblée jaunâtres, ressemblant à du purpura pâli. Nous en avons conclu que probablement les hémorrhagies se faisaient assez profondément dans le derme et qu'elles ne devenaient visibles que quand la matière colorante s'était diffusée à travers les couches plus superficielles de la peau ; mais nous croyons pouvoir affirmer qu'il s'agissait bien d'hémorrhagies spontanées, survenues en dehors de toute cause traumatique accidentelle.

Ce malade est resté en observation depuis le 1er novembre jusqu'au 15 décembre. Les taches jaunâtres ecchymotiques n'ont été constatées que trois fois pendant ce laps de temps ; il est vrai que sous l'influence du traitement (salicylate de soude à 1 gram. par jour et bains sulfureux) les douleurs fulgurantes étaient devenues beaucoup plus rares. Le 14 et le 26 novembre, il y eut cependant une crise douloureuse fort nette, mais sans manifestation hémorrhagique. Le malade demanda sa sortie le 15 décembre, sans que l'on pût constater de nouveau ce phénomène.

L'observation personnelle qui suit est en tout semblable au point de vue des ecchymoses ; elle présente, en outre, un autre phénomène plus rare et plus intéressant : ce sont des hémorrhagies diverses.

OBSERVATION XVII (personnelle).

G... coiffeur, 67 ans, rentré à l'Hôpital-Général en 1878, est ataxique depuis 1864.

Pas d'antécédents de rhumatisme, excès vénériens nombreux, deux blennorrhagies ; plusieurs chancres avec bubon ; plus tard, douleurs dans la gorge, ulcère au coin des lèvres, chute des cheveux. Soigné à cette époque par MM. les Drs Simoneau et Ricord, il ne paraît pas avoir suivi de traitement antisyphilitique sérieux.

Dans le courant de l'année 1864, G... fit une chute sur le côté gauche, chute qui ne provoqua qu'une inflammation locale légère, dont l'application de quelques sangsues eut rapidement raison. Quelques jours après, G... éprouva dans la région précordiale de vives douleurs qui disparurent bientôt, pour faire place à des douleurs fulgurantes extrêmement pénibles dans les membres inférieurs. Pendant les sept ans qui suivirent, G... ressentit des crises atroces dans les membres inférieurs.

Ces crises étaient fréquentes et de longue durée ; mais elles demeurèrent localisées aux membres inférieurs. Il n'y eut pas, pendant cette longue période, de douleurs en ceinture ni de douleurs céphaliques. Les douleurs dans les membres inférieurs devinrent bientôt continuelles et résistèrent à tous les agents thérapeutiques habituellement employés.

C'est au commencement de l'année 1872 que débuta l'incoordination motrice. Comme les douleurs, l'incoordination se limita aux membres inférieurs, où l'anesthésie ne tarda pas à paraître. Le signe de Romberg, la perte de sensation du sol, l'anesthésie plantaire, ouvrirent la marche de la seconde période, qui a duré jusqu'à ces derniers temps. Les douleurs cependant ne diminuaient pas d'intensité : elles devenaient intolérables, au point que le désir de mourir fut souvent exprimé avec conviction par le malade.

De tous les moyens employés pour calmer les douleurs fulgurantes, seules les injections hypodermiques de chlorhydrate de morphine ont amené quelque soulagement

En 1881, M. le professeur Grasset, alors chargé de la clinique des Vieillards, appliqua les cautérisations ponctuées (40 piqûres environ) le long de la colonne vertébrale ; mais cette application n'apporta aucune modification à l'état du malade.

En 1882, les troubles de la sensibilité augmentèrent. A cette époque, comme aujourd'hui, le malade s'éveillait parfois dans la nuit avec la sensation pénible d'un homme *dans le vide* ; il perdait ses jambes dans son lit et saisissait avec rage les couvertures pour retarder ou empêcher sa chute.

M. le professeur agrégé Hamelin, persuadé que l'ataxie de G..., était due à la syphilis, prescrivit plusieurs fois, mais inutilement, un traitement antisyphilitique (sirop de Boutigny), que le malade s'obstina à refuser. Ce traitement était cependant rationel, car, au commencent de l'année 1884, G... a présenté une exostose sur la face antérieure et à la partie moyenne du tibia ganche. Cette exostose a disparu après l'application d'un emplâtre de Vigo *cum mercurio*.

Qu'étaient devenues les crises douloureuses pendant ce temps ? Elles s'étaient constamment aggravées, sauf quelques légères et courtes rémissions, et dès la fin de 1883, G... réclamait constamment une potion au chloral ou une injection morphinée. Il a fini par n'avoir un peu de repos qu'après l'emploi de ces moyens. Les bains tièdes, que le malade, très affaibli, ne pouvait guère supporter, le calmaient pendant quelques heures.

Les membres inférieurs continuaient à être seuls le siège des douleurs fulgurantes, qui coexistaient avec une anesthésie marquée de la surface cutanée de la région. Quand on avançait la main vers la jambe ou la cuisse du patient, la crainte du mal qu'on allait lui faire, croyait-il, le faisait écarter le contact ; mais si l'on pratiquait des piqûres violentes dans toute l'étendue des membres inférieurs, la sensation douloureuse n'était pas perçue.

En même temps que les crises de douleurs fulgurantes, G... présentait souvent le type des douleurs arthralgiques des tabétiques. Les articulations du genou et du cou-de-pied étaient parfois douloureuses, au point que le malade condamnait ses membres inférieurs à un repos absolu, bien que son incoordination motrice ne l'empêchât pas encore de marcher avec l'aide de deux cannes.

Vers le milieu du mois de mai, il fut atteint de crises gastriques auxquelles se joignirent des hématémèses peu abondantes. En même temps, chaque fois qu'il urinait, il éprouvait une douleur semblable à celle que ressentent ceux qui ont une cystite du col ; les urines étaient sanguinolentes. Il eut en même temps des épistaxis. Ces phénomènes ont duré trois jours : on lui fit prendre de l'acide benzoïque et une infusion de stigmates de maïs. Ces diverses hémorrhagies ne se sont plus représentées.

A cette même époque, il fut en proie à des douleurs fulgurantes atroces des membres inférieurs ; à la suite d'une des plus fortes crises, il présenta à la face interne des cuisses et des jambes des ecchymoses de la dimension d'une lentille et d'un grain de millet : ces ecchymoses durèrent trois jours ; d'abord d'une couleur rouge foncé, elles passèrent au brun jaunâtre puis au brun sale. Elles ne pouvaient être d'origine traumatique, car le malade était en ce moment très affaissé, et même on pouvait croire qu'il allait mourir. A la suite de ces ecchymoses, il y eut une rémission très marquée dans les symptômes.

Tous ces phénomènes ne se sont plus reproduits chez G...

Le premier fait qui ressort de ces Observations est que les ecchymoses apparaissent toujours à la suite des grandes crises des douleurs fulgurantes ; elles sont, si je puis m'exprimer ainsi, un phénomène critique, car elles apparaissent au moment où les douleurs s'atténuent et s'effacent. Elles passent successivement de la couleur rouge à la couleur brun sale. Leur distinction avec les ecchymoses traumatiques est des plus faciles : en effet, elles sont indolores, tant spontanément qu'à la pression ; elles reparaissent à plusieurs reprises et ne durent que quelques jours. Les taches sont irrégulièrement circulaires et de dimension variable.

Elles ont présenté des particularités nombreuses dans nos diverses observations. Dans l'Obs. I, elles ont apparu toujours plus haut que le siége de la douleur. De plus, elles ont présenté ce fait exceptionnel que, les douleurs étant presque limitées à un seul membre, le membre homologue du côté opposé étant indemne, elles ont apparu non sur le membre endolori mais bien sur celui qui ne présentait pas de douleur. Dans l'Obs. IV, elles se sont montrées pendant six ans, et dans les huit années suivantes, malgré la persistance des crises douloureuses, elles n'ont plus reparu. Notre Observation personnelle nous fournit le même fait : G... est toujours en proie aux douleurs les plus violentes sans que les taches ecchymotiques reparaissent.

Ces ecchymoses se présentent-elles souvent chez les ataxiques ? Je ne le crois pas, malgré l'opinion de Straus qui les regarde comme très communes et qui prétend que, si elles n'ont pas attiré plus tôt l'attention, c'est qu'on ne prenait pas la peine de les chercher.

Par quel mécanisme ces taches ecchymotiques se produisaient-elles ? Deux hypothèses sont en présence : presque tous les physiologistes (Claude Bernard, Schiff, Vulpian) sont d'accord pour admettre que les nerfs vaso-moteurs qui émanent de la moelle empruntent la voie des racines antérieures. S'il en est ainsi, ces ecchymoses sont le résultat de congestions vasculaires locales résultant du retentissement, par voie réflexe, de l'irritation des faisceaux radiculaires postérieurs sur les nerfs vaso-moteurs qui émergent de la moelle par les racines antérieures, correspondantes ou voisines.

Quelques physiologistes distingués sont d'un avis différent sur l'origine des racines des nerfs vaso-moteurs. Dans ses *Éléments de Physiologie humaine*, Beaunis cite des expériences de M. Brown-Sequard qui tendraient à faire admettre que les racines postérieures, elles aussi, renferment des filets vaso-moteurs. Ce savant a vu la section des racines postérieures des cinq ou six derniers nerfs dorsaux et des deux premiers lombaires suivie de dilatation de vaisseaux et d'augmentation de température des membres postérieurs. En admettant cette manière de voir, on pourrait faire dépendre les troubles vaso-moteurs, chez les ataxiques, de l'irritation directe, centrifuge, des filets vaso-moteurs contenus dans les racines spinales postérieures.

Récemment, M. Stricker, se basant sur des expériences pratiquées sur des chiens, a admis que les filets vaso-dilatateurs contenus dans le nerf sciatique quittent la moelle par les racines postérieures des quatre et cinq paires lombaires.

M. Cossy, dans des expériences instituées sous la direction de M. Vulpian, et M. Vulpian lui-même, ont reproduit les expériences de Stricker sans observer les résultats obtenus par ce physiologiste.

Stricker, dans une communication plus récente, maintient, malgré les résultats contradictoires de M. Vulpian, l'existence de filets vaso-dilatateurs dans les racines postérieures de la moelle.

En présence de ces deux manières de voir, laquelle devons-nous adopter ? Il nous semble que la plus simple et la plus plus rationnelle est celle qui rattache les troubles vaso-moteurs à l'excitation directe des filets vaso-dilatateurs pendant les poussées congestives et les recrudescences du travail inflammatoire qui s'effectuent probablement vers les cordons et les racines postérieures de la moelle pendant les grandes crises des douleurs fulgurantes. Mais, pour que cette théorie devienne une certitude, il faut que la présence, dans les racines postérieures, de fibres vaso-dilatatrices soit définitivement établie.

Ce que nous venons de dire pour la pathogénie des ecchymoses peut parfaitement se répéter pour les hémorrhagies.

Nous avons vu que les ecchymoses sont étroitement liées aux douleurs fulgurantes ; les hémorrhagies ont un rapport intime avec les crises viscérales. Ainsi, l'hématémèse et le melæna accompagnent les crises gastriques. Charcot cite un cas où les hématémèses furent abondantes et firent croire à un ulcère de l'estomac. Chez notre malade, l'hématémèse coïncide avec des crises gastriques et l'hématurie avec des crises vésicales. Cette relation se trouve dans l'Obs. IV de Straus. Doit-on regarder ce fait comme une règle et un principe ? C'est absolument notre avis. La première preuve de ce que nous avançons nous est fournie par la clinique, c'est-à-dire par les Observations précédentes. D'un autre côté, si les douleurs et les crises gastriques ou vésicales sont dues, ce qui est admis, à une lésion centrale, et si nous admettons que les troubles vaso-moteurs proviennent d'une lésion primitive des racines des nerfs vaso-moteurs, rien d'étonnant que ces troubles coïncident, puisqu'ils sont sous la dèpendance d'une lésion centrale primitive commune.

CHAPITRE IV.

Douleurs.

(PERSISTANCE OU ABSENCE PRESQUE COMPLÈTE.)

Si l'on se rapporte à la description classique de l'ataxie locomotrice telle qu'on la connaît depuis les travaux de Duchenne (de Boulogne), les douleurs occupent, avec les troubles céphaliques, toute la première période. Dans presque tous les cas, en effet, l'intensité de ces douleurs attire vite l'attention du malade, qui ne tarde pas à les signaler au médecin : rapides comme l'éclair, elles sillonnent les membres ; ne siégeant d'abord qu'aux jambes, dans la grande majorité des cas, elles peuvent, par les progrès de la maladie, s'étendre aux bras ; ou bien, enveloppant le tronc comme une ceinture, elles font éprouver au patient la sensation d'un corset serré jusqu'à l'étouffer. La face (zone du tréjumeau) et les viscères eux-mêmes ne sont pas à l'abri de ces manifestations douloureuses.

On peut dire qu'avec les troubles céphaliques et principalement ceux que l'on observe du côté de l'organe de la vision, les douleurs fulgurantes sont l'élément le plus sûr du diagnostic de la maladie qui nous occupe. Mais ici, comme dans presque toutes les affections, à côté de l'ataxie classique il y a les ataxiques ; à côté de la pathologie il faut tenir compte de la clinique ; et c'est précisément parce qu'elles sont habituellement constantes, que l'on doit insister sur les cas où les douleurs du début font défaut. C'est ce qui nous a décidé à publier les deux Observations qui font le sujet de ce quatrième chapitre. Chez nos deux malades, en effet, nous verrons que l'élément douloureux a presque complètement manqué, bien qu'ils soient déjà arrivés à la seconde période de la maladie.

Inversement, dans l'ataxie classique, les douleurs disparaissent, en diminuant tout au moins considérablement dès la période d'incoordination. Chez les malades qui font le sujet des deux Observations personnelles que nous avons déjà reproduites, nous avons vu qu'elles avaient persisté avec une intensité très grande, bien qu'ils soient tous les deux parvenus à la période paralytique.

En se basant sur ces deux modes de douleurs si diamétralement opposés, on pourrait classer les ataxiques en deux groupes : ceux qui présentent des douleurs excessives et chez qui l'incoordination n'occupe que le second rang, et ceux chez qui, les douleurs faisant presque complètement défaut, l'incoordination domine la scène.

A l'appui de ces phénomènes, nous avons jugé inutile de rapporter d'autres Observations que celles qui nous étaient personnelles, car, cette question ayant été étudiée depuis longtemps, les cas cités sont en nombre considérable.

OBSERVATION XVIII (personnelle).

B. A..., boulanger, 56 ans, est entré à l'hôpital-Général en 1880, après un séjour de quelques mois à l'hôpital Saint-Éloi.

Voici les renseignements que nous avons pu recueillir sur l'état du malade à cette époque.

B. A... n'a jamais eu la syphilis, mais il accuse de nombreux excès génésiques et quelques blennhoragies. Il pratiquait souvent, dit-il, le coït dans la position verticale. Et l'on sait que Duchenne (de Boulogne) attribuait à cet acte une large part dans l'étiologie de l'ataxie locomotrice. Notons aussi quelques excès alcooliques, et l'absence, chez le sujet et chez ses ascendants directs ou indirects, de rhumatisme articulaire ou musculaire.

C'est en 1878 que B... a ressenti la première atteinte de l'affection dont il est porteur. Il a d'abord éprouvé du fourmillement de la plante des pieds; mais il n'a jamais eu de crises, au moins à cette époque. En même temps qu'apparaissaient ces symptômes, il y avait chez B... une excitation génésique très marquée, avec un certain degré de satyriasis. Rien aux membres supérieurs ; rien du côté du thorax ni de la tête.

En 1880, se montre chez notre malade le début de l'incoordination motrice, sans douleurs, mais avec perte de sensation du sol et anesthésie plantaire. L'incoordination était augmentée lorsque l'on fermait les yeux de B... (signe de Romberg).

En juin ou juillet de cette année 1880, B... fut envoyé à Balaruc, d'où il revint sans son anesthésie plantaire, laquelle d'ailleurs ne tarda pas à reparaître.

En mai 1881, B .. présente pour la première fois du ténesme vésical et rectal, accompagné d'incontinence d'urine. L'examen ne fait reconnaître aucune cause matérielle de cette incontinence. Les réflexes tendineux du genou n'étaient pas entièrement abolis à cette époque.

Depuis cette époque, B... n'a présenté, touchant son ataxie, que des fourmillements dans les jambes, quelques crises de douleurs en ceinture, et enfin des phénomènes d'incoordination et d'anesthésie des membres inférieurs.

Au commencement de l'année 1882, le malade se plaint de palpitations, et à la fin de cette même année, M. le professeur agrégé Hamelin, chef de service, trouve chez B... un bruit de souffle systolique à la base, au foyer des bruits aortiques. Depuis cette époque, B... a présenté surtout des phénomènes liés à l'existence de son rétrécissement aortique, compliqué depuis d'insuffisance (congestion pulmonaire, œdème des membres inférieurs, etc.) ; rarement il a éprouvé des douleurs fulgurantes, sauf dans ces temps derniers, et tous les phénomènes sensitifs du fait de son ataxie se sont bornés à des douleurs en ceinture peu intenses.

Les réflexes tendineux sont complètement abolis ; l'anesthésie plantaire est complète ; pas de troubles de la vue ni de l'ouïe ; pas de douleurs de la face ni des membres supérieurs ; incoordination motrice très marquée dans les membres inférieurs seulement.

L'anesthésie n'existe pas à la face, mais elle est très marquée aux membres inférieurs. La piqûre faite avec une épingle à la plante des pieds n'est pas sentie. A la jambe, des deux côtés, la piqûre éveille une sensation peu douloureuse, avec un retard de quatre ou cinq secondes dans la perception. A la jambe et à la cuisse, les piqûres sont mal localisées par B...

qui ne sent qu'une des pointes du compas de Weber à une distance de plus de 10 centim. Rien du côté de la vue : les couleurs du spectre sont parfaitement reconnues et distinguées.

OBSERVATION XIX (personnelle).

De C..., ancien officier, entré à l'Hôpital-Général en 1874, pour une ataxie locomotrice progressive arrivée déjà à la période d'incoordination motrice, qu'elle n'a pas encore franchie.

De C... est âgé de 65 ans, et le début de sa maladie remonte à 1869. Il est fort probable, sinon certain, que la syphilis peut, à juste raison, être accusée d'avoir produit l'affection dont de C... est porteur, car il affirme avoir été traité par le mercure et les préparations aurifères.

De C... a peu souffert. Les douleurs fulgurantes, qui chez lui ont ouvert la scène, ont été insignifiantes, de courte durée, et n'ont pas dépassé les membres inférieurs. L'incoordination motrice date, chez de C..., de dix ans environ. On constate, sous ce rapport : le signe de Romberg, la sensation de tapis sous les pieds, de l'anesthésie plantaire légère, mais très peu de véritable incoordination motrice, surtout du côté droit.

De C... souffre souvent des troubles céphaliques divers : migraine, céphalalgie frontale, douleurs et bourdonnements dans les oreilles, myopie. La constipation est la règle chez lui, particulièrement lorsqu'il fait usage d'une alimentation animale ; les végétaux sont mieux digérés. Jamais de véritables crises gastriques. L'incoordination motrice a respecté les membres supérieurs, et les douleurs ne se sont jamais montrées ailleurs qu'aux membres inférieurs et à la face, très rares d'ailleurs et très peu marquées en ce dernier point.

Depuis environ quatre ou cinq ans, de C..., qui sort tous les jours, est dans un état stationnaire. Il souffre peu et très rarement ; l'anesthésie plantaire ne se propage pas aux jambes.

Les réflexes tendineux du genou sont abolis.

CONCLUSIONS.

Parvenu au terme de notre travail, nous croyons pouvoir en tirer les conclusions suivantes :

1° Les crises laryngées se présentent assez souvent chez les ataxiques ; elles affectent les formes les plus diverses : elles sont tantôt graves et tantôt bénignes ; dans certains cas le traitement agit, dans d'autres il est impuissant; elles peuvent être le premier symptôme bruyant de la maladie; elles résultent des lésions (atrophie, sclérose) du noyau d'origine et des racines du pneumogastrique et du spinal ;

2° La spermatorrhée est assez fréquente chez les ataxiques ; elle peut commencer bien avant toute autre manifestation et aider puissamment le diagnostic ; phénomène de la première période, elle peut persister jusqu'à la troisième ; le traitement est impuissant ;

3° Les troubles vaso-moteurs sont rares chez les ataxiques ; ils consistent en ecchymoses et hémorrhagies survenant au moment des crises douloureuses ; ils ont pour caractère spécial de revenir à plusieurs reprises et de disparaître rapidement. Ils résultent, ou d'une lésion primitive des racines des nerfs vaso-moteurs, ou d'un phénomène congestif d'ordre réflexe ;

4° Les douleurs peuvent avoir une marche très irrégulière ; elles peuvent persister jusqu'à la dernière période, ou faire presque complètement défaut.

www.ingramcontent.com/pod-product-compliance
Lightning Source LLC
LaVergne TN
LVHW050010180826
845678LV00021B/620

* 9 7 8 2 3 2 9 6 8 3 4 5 4 *